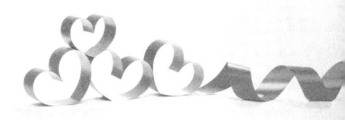

我们的护理人生

WOMEN DE HULI RENSHENG

姑苏护理前辈访谈录

主编 李惠玲
王方星

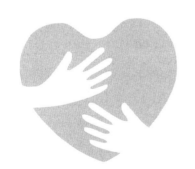

U0301280

苏州大学出版社
Soochow University Press

图书在版编目（CIP）数据

我们的护理人生：姑苏护理前辈访谈录／李惠玲，
王方星主编．－－苏州：苏州大学出版社，2023.12
ISBN 978－7－5672－4624－9

Ⅰ.①我…　Ⅱ.①李…②王…　Ⅲ.①护理学-医学
史-中国　Ⅳ.①R47-092

中国国家版本馆 CIP 数据核字（2023）第 244301 号

书　　　名：我们的护理人生——姑苏护理前辈访谈录
主　　编：李惠玲　王方星

责任编辑：倪　青
助理编辑：刘婷婷
封面设计：吴　钰

出版发行：苏州大学出版社（Soochow University Press）
社　　址：苏州市十梓街 1 号　邮编：215006
印　　装：苏州工业园区美柯乐制版印务有限责任公司
网　　址：www.sudapress.com
邮　　箱：sdcbs@ suda.edu.cn
邮购热线：0512-67480030
销售热线：0512-67481020

开　　本：700 mm×1 000 mm　1/16　印张：8　字数：87 千
版　　次：2023 年 12 月第 1 版
印　　次：2023 年 12 月第 1 次印刷
书　　号：ISBN 978-7-5672-4624-9
定　　价：35.00 元

编写人员名单

主　　审　詹启敏

顾　　问　钱福良　徐广银　龚　政　方慧麟　孙志敏

主　　编　李惠玲　王方星

副 主 编　徐　岚　谭丽萍　姚文英　蒋　玲　林依青

编　　委　郝素娟　马霏　丁　慧　傅卓凡　杨兮彧

　　　　　杨紫薇　张露心　路佳慧　顾玲玲　刘明赛

　　　　　许　馨　芦一心　陈　伟　贾秀芬　包　磊

　　　　　欧阳嫣姣

序言
Preface

　　苏州地区现代意义上护理的发展源头，主要可追溯到博习医院。随着现代医学传入苏州，1883年美国基督教监理公会在苏州建立了中国第一所教会医院——博习医院，随后，外籍传教士相继创办了福音、妇孺、更生等医院。1909年，何美丽（Mary A. Hood）女士到苏州天赐庄妇孺医院（Mary Black Hospital）任看护部主任，并在该院创办护士学校。博习医院看护部则由福耳门（Forman）女士担任看护主任，并设立护士班。两家医院联合培养护士生，培养周期是三年。从此，苏州本土培养的护士开始走上历史舞台。

　　1918年9月，苏州妇孺医院派遣医护人员前往符拉迪沃斯托克（海参崴），参加万国红十字会组织的国际救护队工作，她们的工作受到当地的高度赞扬。这是苏州地区乃至整个中国护士较早参加的国际救护工作。

　　经过110多年的发展，苏州护理事业崇儒尚学，兼济苍生，一脉相承的是扬儒学、法正气的理想情怀。"铁肩担道义""妙笔著文章"成为苏州地区护理人员的鲜明标签。在百余年的发展过程中，苏州地区的护理人员承担起了"为往

序言

圣继绝学，为万世开太平"的重任。特别是在近两年抗击新冠疫情第一线，他们以"专业"与"仁心"诠释了伟大的抗疫精神。

习近平总书记强调，在长期实践中，我们培育形成了爱岗敬业、争创一流、艰苦奋斗、勇于创新、淡泊名利、甘于奉献的劳模精神，崇尚劳动、热爱劳动、辛勤劳动、诚实劳动的劳动精神，执着专注、精益求精、一丝不苟、追求卓越的工匠精神。劳模精神、劳动精神、工匠精神是以爱国主义为核心的民族精神和以改革创新为核心的时代精神的生动体现，是鼓舞全党全国各族人民风雨无阻、勇敢前进的强大精神动力。我认真阅读了李惠玲教授和王方星老师主编的这本书，书中所展现的8位老前辈的精神体现的正是习近平总书记所倡导学习的劳模精神、劳动精神、工匠精神。简单的语言中流露出的既有对护理工作朴实而真挚的情感，又有对护理精神的理解和感悟；既有不忘初心、立足本职的坚守，又有护卫人民健康的激情。我想，这不仅仅是苏州地区的精神文化，也会是全国乃至全世界的一笔宝贵精神财富。让我们带着崇敬之情、传承之心，走进姑苏护理前辈们的护理记忆……

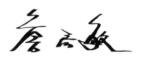

2023 年 10 月 20 日

目 录
Contents

王美德女士访谈录

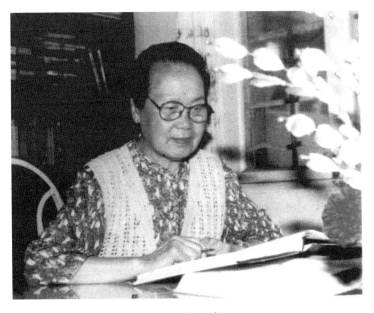

王美德女士

人物基本情况介绍

王美德，1914 年生于北京。1933 年毕业于北京贝满高中（现为北京市第 166 中学），随后于 1937 年毕业于天津益世高级护士学校。她是中华护理学会永久会员、国际护士协会会员。曾先后在当时的北平协和医院、北平医院、苏州博习医院、苏州医学院（苏州大学）附属第一医院等地工作。曾任中华护理学会理事、江苏护理学会副理事长、苏州市护理学会理事长和名誉理事长。曾当选苏州市第八届、第九届人大代表。1992 年获国务院政府特殊津贴、中华护理学会科技进步一等奖、苏州名护士等荣誉。1981 年，她成为江苏省第一位晋升为护理高级职称的人员。

主编著作有《现代护理学辞典》《护理心理学概论》《临床医护技术操作图解》《护士常用英语手册》《护士英语精编》等。2011 年 5 月，凭借其对护理事业的突出贡献荣获江苏省护理学会授予的"护理终身成就奖"。王美德主任始终以坚实的步伐践行着南丁格尔精神，以精益求精的专业技术、忘我的敬业精神、敏锐超前的管理意识，在护理管理、护理教育、护理科研等方面奉献着自己的热血和生命。

访谈人员组成

口 述 者

王美德

采 访 者

许　馨：苏州大学苏州医学院护理学院 2006 级本科生

芦一心：苏州大学苏州医学院护理学院 2006 级本科生

陈　伟：苏州大学苏州医学院护理学院 2006 级本科生

贾秀芬：苏州大学苏州医学院护理学院 2006 级本科生

欧阳嫣姣：苏州大学苏州医学院护理学院 2006 级本科生

包　磊：苏州大学苏州医学院护理学院 2006 级本科生

整 理 者

许　馨：苏州大学苏州医学院护理学院 2006 级本科生

芦一心：苏州大学苏州医学院护理学院 2006 级本科生

路佳慧：苏州大学苏州医学院护理学院 2023 级研究生

王方星：苏州大学苏州医学院护理学院教师

采访时间

2009 年 10 月 27 日、2009 年 10 月 30 日

采访地点

王美德老师家中

采访前记

2009 年，护理学院组织在校本科生对王美德老师进行两

次访谈，许馨、芦一心、陈伟、贾秀芬同学于 10 月 27 日参与第一次访谈，由许馨同学进行整理；许馨、芦一心、欧阳嫣姣、包磊同学于 10 月 30 日进行第二次访谈，由芦一心同学进行整理。最后由路佳慧同学和王方星老师进行统稿整理。

一、人生故事

（一）学习成长

我很喜欢和年轻人交谈，看见你们我感到开心啊！我是自己选择护理专业的。我毕业于北京的贝满中学，这是一所非常好的学校。我英语水平较高，高中毕业时，本来打算报考医学院的，但因为家里经济困难负担不起，所以就选择了高级护士学校。但是入学也要支付 100 银圆作为押金，当时我家里没有那么多钱，所以四处借钱才凑够的。高级护士学校和普通初中毕业后上的卫校是不一样的，我们需要学习四年，第四年在协和医院实习。实习的时候，我们担任护士长助理的职位，护士长不在的时候，我们帮忙处理问题，护士长非常喜欢我们。

我进医院的第一件事啊，到现在都记得非常清楚。你们猜是什么？是包裹去世的患者。当时我和同学一起去的，她非常害怕，不敢做。护士长对我说："害怕吗？怕什么啊，患者已经没有呼吸了。"我回答说："什么是害怕？你让我做什么，我就做什么。"做完之后，我感到特别开心，觉得自己做了别人不愿意做的事情，这非常有意义。在帮助患者的时候，我也感到非常高兴，无论身处何地，我都不怕脏、不怕累。在协和医院时，护士长对我们的要求很严格，早晨七点上班，我们六点半就要到医院，看医嘱和夜班报告，然后还要提问我们。我们早上九点之前要更换好床单，给八个患者洗澡，工作量很大。

我在协和医院写报告、领东西、做记录的时候，都要用英文。甚至晚上 supervisor（主管）来查班，都要和他用英文对话。有一天晚上，我正在喂一个小孩子吃东西，supervisor就问我："你知道你正在喂的是什么吗？里面有什么成分呢？"我回答说："我喂的是食堂准备好的食物，只知道里面有牛奶。"他告诉我："你应该知道它的成分的，如果仅仅是喂饭，任何人都可以做到，护理工作只做到这样，不够！"我当时就觉得，是我自己没有做好，虽然食物是别人准备好的，但只要涉及患者，就应该要弄清楚情况。查房的 supervisor 很严格，问什么都要求我们知道，虽然这样有时会增加压力，但也让我们的知识更全面，更加关心患者，一点小事都不能忽视。

我是 1987 年退休的，退休后我就想，其他学科领域都有自己的专业辞典，为什么我们护理专业没有呢？于是我就和上海的同行联系讨论了这件事，我们决定共同编纂一本护理学辞典。然后，我联系了一个科技出版社，他们对此很支持，并愿意提供经费，资助我们的编纂工作。最终，来自上海、苏州、南京等地的 140 多个护理人员一起参与编写，他们把初稿寄给我，我一个个地检查修改。其中，有一个儿科教授编的稿子超过了我们要求的 500 字，他写了几千字。我就想人家是教授啊，这份稿子怎么改呢？于是就退还给他，让他自己修改，总共退了八次，都没有达到要求，最后我不得不亲自修改。在编辞典的时候，我儿子正在美国留学，赶上他即将毕业，邀请我去美国旅游。我当时很开心，很想出国享受旅游，但我也意识到辞典的编纂工作才刚刚开始，我不能抛下它不管啊！因此，我放弃了去美国陪伴儿子庆祝毕业的机会。直到1992年，辞典终于编纂完成，并在北京展示，后来我收到通知去领奖，还让我发言讲讲关于编写该书的经历。当我讲完时，许多人都感动得流泪了。

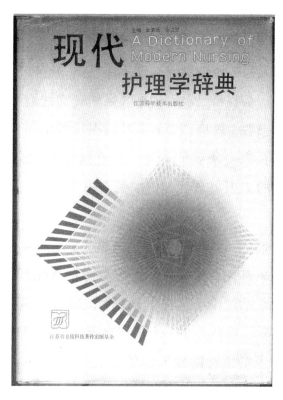

《现代护理学辞典》封面

（二）工作经历

在协和医院实习毕业之后，我回到了天津的一家医院，在那里一边当护士长一边教书。后来战争爆发了，医院正对着敌人的军营，大炮打来的时候，我甚至还正在为新生婴儿接生呢。再之后就离开了天津，又回到了协和医院，被分派到传染病房，好多患者都患有烈性传染病，隔离消毒十分重要。一个患肺结核的女患者向我提出请求，她说："当我去世之后，请你给我擦洗得干净一些，我要干净地来，干净地走。我看到你给别的患者洗澡都洗得很认真，弄得很体面。你也能为我这样做吗？"我回答说："这无须你特别请求，这就是我们应该做的。"做护理工作，不能因为担心被传染，就不为患者做事，我们应该没有偏见，对待每一位患者都一视同仁。平等地对待患者，他们会感到非常高兴。

工作方面，我认为作为一名护士，不仅仅要完成基本的护理工作，还要帮助患者解决其他问题。曾有一个患肺结核的患者，她的肺里都空洞了，突然吐血，喷了我一身，护士帽、口罩上面都沾满了鲜血，但我当时没有感到恐慌，反而安慰她说："不要紧张，我会立刻呼叫医生，你放松一点，急躁只会加重你的咯血。我会一直陪在你身边。"患者指了指溅到血迹的衣服，我说："我没关系的，衣服被弄脏了，洗洗就好"。这番话让患者很感动，情绪不紧张了，病情也就稳定了下来。当医生来后我也没有马上去换衣服，而是先把患者安置妥当，我才放心离开。所以说，护理不仅要解决患者身体上的问题，还要解决患者心理上的问题，设身处地为患者着想，要想到患者的心里去。

记得唐山地震时，医院接收了大量受伤患者，为了防止患者长时间卧床出现压疮，我做了很多棉花圈垫在患者的臀部、脚跟，他们出院时，一个压疮也没有。其中有一个十八岁的女孩，她在地震中失去了所有家人，她曾说："我也不想活了，我活着还能和谁说话啊！"我就安慰她说："你不要太难过，这样的天灾是无法预料的啊，你家里只有你一个了，你的爸爸妈妈一定希望你能好好活下去，你就是你们家的希望，你就是你家的根啊！"她总是哭，夜里也不睡觉，总想着怎么自杀，我就一直坐在她的床边，握着她的手，跟她聊天，鼓励她，希望她坚强面对困境，哄她睡觉。怕她自杀，我甚至每天晚上都陪伴在她身边。一个月以后，她慢慢地改变了，重新燃起了对生活的希望，她在出院的时候，提出了一个请求，她想要叫我一声"妈妈"。我回答："这有什么好请求的，我还想送你们回唐山呢。"当听她称呼我"妈妈"时，我们好多人都感动得流泪了。这个孩子总算是救回来了，可没少费心啊！这就是心理护理，一定要了解病患的情况、需求，对症护理。

护理工作虽然很忙很累，但也很有意义。作为护士，我们的职责不仅仅是提供基础护理，让患者感到舒适，碰到紧急情况时，还要能够当机立断，做操作时要有根据，不能随意操作。有一个患有白喉的孩子，进行了气管插管，后来病情好转，医生就决定取出插管，当时情况看起来挺好的。可突然，他妈妈发现情况不对劲，找到了我。我一看，孩子的瞳孔放大了，全身发紫，喘不上来气了。情况十分危急，如果等待医生到达，那时就晚了。我当机立断就把弯钳直接插进了气管切口，再让其他人帮我把氧气拿来，给孩子吸氧，情况很快就缓解了。如果当时不是我胆子大，而是完全依赖于医生，患者就危险了。所以我们在工作中，遇到紧急情况时，只要是为患者好，就要当机立断，马上行动，不要怕承担责任。当时，孩子父母十分感激我，甚至要跪在地上给我磕头，我真是承受不起，因为这些都是我应该做的。还有一个支气管扩张的患者，吃晚饭的时候，突然咯血窒息，我立即叫工作人员协助将患者倒置，同时伸手进入患者口腔清除血块，在缓解窒息后再给他吸上氧气。我认为护理的范围没有绝对的边界，只要是为患者好，我们就该做，还要知道怎么配合医生，清楚在医生到达之前，自己能做什么，应该做什么。

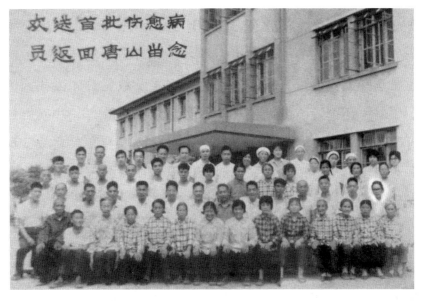

送别治愈唐山地震伤员合影（第二排右一为王美德）

二、相关的人或事

李惠玲回忆王美德——授吾以渔、受益至深

1982 年，作为苏州医学院附属第一医院卫校的实习生班长，那是我第一次见到您——王美德主任。犹记得那是在一个护士节的庆祝会上，我被您那柔美、纯正的普通话深深吸引了，您温和的声音似乎融合了博大精深的医学之声，让人感到艺术般的美妙。当时的我，满怀青春热血，沉浸于弗洛伦斯·南丁格尔的感人事迹中，迷恋着普希金和拜伦，还有屠格涅夫、高尔基等伟大作家的文字。

1983 年 8 月，我幸运地留院工作，在大内科轮转，开启我作为临床护士的职业生涯。我先后在心内科、神经内科、中医内科、消化内科、急诊观察室工作，得到您和解小玲、庞曼葇、韩文秀、杨欣英、瞿锦珍、沈佩珍等老师的悉心指导。由于我还要为成人高考做准备，补习高中数理化知识而常常选择上大夜班。那个年代还没有普及数码打印，我因为写了一手还算可以的硬笔书法，常常帮科室誊写一些病历和标签等而备受老师们的"宠爱"，而恰恰因为誊写之故，让我有更多的机会接触您。那时您已退休在家，正在积极地为护理管理和教育事业著书立说。

您告诉我南丁格尔如何成为"提灯女神"

记得第一次走进您的书房，就看到窗口摆放着一大盆茂盛的蟹爪兰，在您的精心呵护下长得花鲜叶绿。那一天，您的心情特别好，让我坐在您身边，像给孙女讲故事一般，再

次向我讲述了克里米亚战场上弗洛伦斯·南丁格尔是如何将危重症伤员集中收治在距离护士站最近的地方进行密切观察；如何将伤口感染的伤员与其他伤员隔离并进行伤口清洗、换药、营养支持；深夜来临时，如何提着油灯一个接一个地查看患者和重伤员……后来，当我自己成为一名护理教师后，我便带着您传给我的南丁格尔情怀，给学生们一遍又一遍地分享着克里米亚战场上"提灯女神"的大爱精神和战地救护技术。再后来，我到博士班后，老师要我们用英文讲述自己心中最景仰的人物，我依然选择了"The Lady with the lamp"！

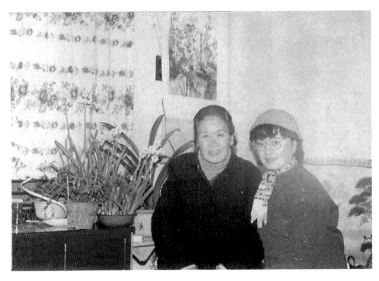

王美德（左）与李惠玲书房合照

随着时光流逝，1998年5月，那个曾在您膝前听故事的小女孩已经变成了一个怀着身孕的准妈妈。那时我受顾伯铭副局长邀请，在苏州市卫生系统护士节庆祝会上担任传烛宣誓仪式的旁白。我说："点燃一支红烛，那微微颤抖的火花不甚明亮，但却能够照亮黑暗的世界，她滴完颗颗烛泪，用生命的辉煌告诉人们烛的精神——点燃自己，照亮别人！"旁白和音乐构成了令人感动的场景，您和宋珍英、庞曼蕖、杨欣英等前辈们手捧红烛，庄严而神圣地将火焰传给了年轻的白衣天使们。站在屏幕后的我看着这一幕，前辈们仿佛变成了神圣的南丁格尔，她们身上所焕发出来的爱与执着深深感动着我。当时我还在党委秘书兼团委书记的岗位上锻炼，而那一刻我坚定了"归队"的决心，悄悄地对腹中的宝宝说："妈妈要当护理的志士，一定要重返护理队伍。"终于，2001年2月我实现了回归护理事业的梦想，并且能够传承您给予的人文关怀思想，将其融入医院护理管理的9年历程之中，至今仍然受益。

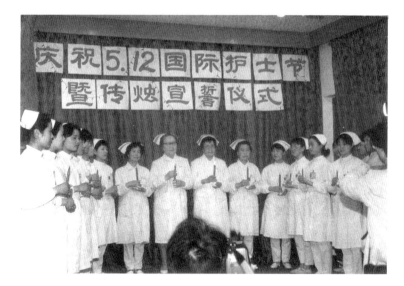

庆祝"5·12"国际护士节暨传烛宣誓仪式

为了寻找南丁格尔的足迹，2009年，在院领导的支持下，我接受了英国女王大学护理学院的邀请，前往南丁格尔的故乡访学。临行前，年过96岁的您托人给我送来一封亲笔信和一张印有南丁格尔人像的 10 英镑纪念钞。您写道："我得到一个纪念物，是我孙女到英（国）读书时帮我买的，我认为很有价值，不是价钱问题，10 英镑不过 130 多元，但是不容易买到的，因为现在英国已经不用它了，孙女只好到博物馆去看看，果然是原件，她就替（我）买了一个 10 英镑有南丁格尔的钞票！现在我认为给你是有意义的，原件送你（作）为纪念，放大的可以在护士节给大家看看！讲讲她的伟大精神，希望得到你的认可！我眼看不清楚，手也写不好，自己写完也不知对不对！总之，是我（的）一份心意！估计你会理解的！护士节是她的生日，但愿大家能学习她无畏的奉献精神为病人服务！"我怀揣着您的信和纪念币，踏上了去英国的航班，一到伦敦机场，就开始寻找南丁格尔博物馆，希望能够再买回一些纪念品带给您。很遗憾，在雨中我找到了位于伦敦大本钟脚下圣托马斯医院的南丁格尔博物馆，但工作人员却告诉我，博物馆正在重修，准备迎接南丁格尔的百年华诞。三个月后当我又到伦敦时，博物馆依然还未修好，只好期待下次再去英国了，也许是上苍要我更加珍惜您给我的礼物吧！您对南丁格尔的情怀如同"提灯女神"的慈善目光一样深深地烙印在我的心灵。

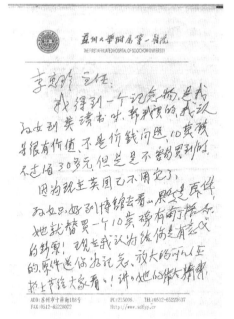

王美德写给李惠玲的亲笔信之一

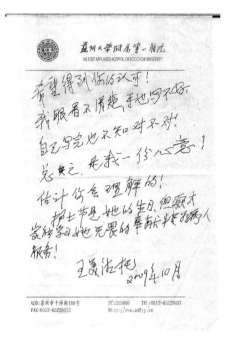

王美德写给李惠玲的亲笔信之二

您诠释了博习护理的人文精神——海纳百川，博习致远

熟悉您的同道常被您彰显的人文修养和博学多识所吸引。在和您接触的日子里，我最大的收获就是学会了如何提升自己的人文修养。或许是从小就喜欢文学的缘故，富有诗意的语言和精雕细琢的表达方式一直是我学习、追求的方向，并引以为豪。受益于写作方面的特长，我在成长的过程中获得了很多锻炼的机会，包括市电台的主持人选拔，卫生局和医学院以及苏州大学的演讲比赛、授课竞赛等。通过在竞赛过程中获奖的积累，我得以获得更多学习的机会，同时担任团委书记和党委秘书的经历以及在中央党校的学习研修，又进一步磨砺了自己的文字功夫。我的诗篇《我是天使，我骄傲》在电台、《护士进修杂志》上得到了一定的认可，也因此和电台工作的叶成华、徐康杰以及《健康报》《新华日报》驻苏记者郝如一、稽元老师建立了深厚的友谊，他们也在后来您南丁格尔奖的提名过程中给予了积极的宣传帮助。至今，他们仍是我在健康管理领域的良师益友。我还参加了医院的"白玉兰诗社"，并和蒋雷、汪慧智、徐苏丹老师一起接受谭亚新、刘元蓉老师的指导，我与我的先生也是经刘元蓉老师的介绍而相识的。1987 年 11 月，我被派往南京师范大学参加首届全国护理心理学学习班，临行前，您对我说："小李，好好学习，心理护理对患者至关重要，希望你学成归来能够在临床实践中加以运用。"我牢记您的嘱托，并且从此更加关注患者的心理健康。1988 年 3 月，我的第一篇心理护理论文《68 例轻生者第二危险期的心理护理》发表在《苏州医学院

学报》上。

1998 年 7 月，作为一个 35 岁高龄的初产妇，我在许多人的期盼中迎来了我的宝贝女儿心一。您格外兴奋，因为您最理解我因高护学习而被迫人工流产后忍受了十年不孕的心情。记得还是在月子里的一天，您给我打来电话，那柔美的声音传送着汩汩温情："小李啊，要祝贺你当了妈妈，今天我让女儿陪着到人民商场给宝贝买了一个翡翠小老虎，请护理部的人带给你，告诉她这是 85 岁的祖奶奶拄着拐杖专程为她买的，祈愿宝宝健康平安！"我放下电话，感动得热泪盈眶。从此，我更加深刻地理解了博习护理人的人文关怀，"仁者爱人"不是一句空话。如今，我也传承着您的爱人情怀，信守忠孝之道，尊老护幼。

因为您具备海纳百川、博习致远的学习精神，并把它潜移默化地传递给我们，一代又一代的博习护理人练就了广纳贤良、兼容并蓄的博习思想。您的得意门生薛小玲老师开创了护理工作国际交流合作的先河。而我也紧随其后在苏州乃至全国范围内搭建了护理学术交流平台，让一批又一批医院的护理骨干走出国门，学习国外先进的护理理念和技术，博采众长、与时俱进。正因如此，医院的护理迈上了新的台阶，名列国家级临床重点专科之列。而您关心并全力支持的护理学院也在诸多热心人士和前辈们的支持下获得了一级学科博士点。没有您在护理管理、教学和实践中高瞻远瞩的指引和人文精神的传承，我们何以能够博学致远呢！

您引导我立志做"君子儒"——著书立说育新人

1988年8月，我参加全国成人高考而有幸到南京大学与原南京军区总医院合办的高级护理大专班学习深造。那时的全日制高护，就像现在的护理博士生一般稀缺，所以能够有机会参加这样的学习我倍感荣幸，和我一起学习的还有比我大3岁的脑外科护士长沈梅芬。8月17日，庞曼蕖主任推荐我们在入学前先加入党组织，当时我新婚三个月，组织科张菊珍老师找我谈话，她还特别谢谢我先生对我工作的支持，使我好生感动。临行前，我到您家辞别，您送了我一支钢笔还有您编的《护士常用英语手册》，鼓励我好好学习，提高专业水平。

1991年，学习结束后，我到了内分泌肾病科工作，成了一名临床带教老师。1992年，又成为全院总带教，师从庞曼蕖老师，每天下病房带领实习生进行晨间护理、参与医生查房等工作。其间，我也参与了您主持的《现代护理学辞典》的编写工作，第一次感受到著书立说带来的成就感。1994年，在您的亲自安排部署下苏州医学院护理系得以成立，我也有幸到夜大兼职带课。再后来，我成了护理系的兼职老师，教授护理心理学、营养学、内科护理学等课程，开启了我"君子儒"的职业生涯。

1995年的一天，您让我的班主任方慧麟老师给我打电话，告诉我您想重新出版《护士英语精编》，让我写一些护患沟通的案例并翻译成英文。为了保证质量，您让我先写了一个案例，我选择了在军区总院实习时遇到的典型案例，并将其生动地写了出来，您和方老师看后一致肯定了案例的真实感人，鼓励我再多写点。于是我一连写了 15 例自己临床遇到的典型个案，您看后夸我像您的学生，说这些案例对培养青年护士和学生非常有帮助，希望我继续积累。直到今天，在我上中国哲学博士课程时，听到蒋国保教授讲孔子对他的学生子夏说的一句话，感触尤深。孔子说："女为君子儒，无为小人儒。"孔子所言的"小人儒"不是批评学生学问不够深、人品不够好、道德不高，而是不希望他用"小人喻于利"的取向来运用知识和技艺，将"士"的责任降低到如老农一般只顾洒扫耕作等。而"君子儒"则是要心系天下，以爱人为志向，不能丧失"士"应该具备的志向，所谓"仁者，爱人也"，此"爱"即教化、引导之意。恩师在耄耋之年还引导我们致力于著书立说，不正体现了"君子儒"之思想吗？在您的引导下，从 2005 年开始，我也编著了中英文对照版《护患情境会话 100 例》《护患沟通实践指导手册》《临床护理实践双语教材》《护患情境会话精选 50 例》《护理人文修养》《养老护理指导手册》等专著和教材，我期望通过这些作品带给学生和年轻护士更多的正面指导和参考，并和国际护理教育接轨。

如今，我已到了知天命的年龄，和您刚好差半个世纪，作为一名护理教师、学院院长，深感育人工程之重要。虽任重而道远，定上下求索，希望像您一样，能够终身学习、潜心研究、著书立说、教书育人、淡定包容、博学致远。

李惠玲

2013 年 1 月 1 日

三、我的护理观

（1）工作方面，我认为作为一名护士，不仅仅要完成基本的护理工作，还要帮助患者解决其他问题。护理要关注患者心理上的需求，处处为患者着想，要想到患者的心里去。心理护理，一定要了解病患的情况、需求，对症护理。

（2）护理工作虽然繁忙和辛劳，但也很有意义。作为护理人员，我们的责任不仅仅是提供基础护理，让患者感到舒适，当碰到紧急情况时，还要能够当机立断，做护理操作时要有科学依据，不能随意操作。

（3）我认为护理的范围没有绝对的边界，只要是为患者好，我们就该做，还要知道怎么配合医生，清楚在医生到来之前，自己能够承担的职责和应该实施的护理。

（4）做护理工作，我们不能因为怕被传染，就不为患者做事，我们应该摒弃偏见，对所有患者都应该一视同仁。因为平等地对待患者会让他们感到非常高兴。

四、学术成果及已获荣誉

（一）学术成果

1. 图书

［1］王美德，刘果卿，马毓英，等. 护士常用英语手册［M］. 北京：人民卫生出版社，1983.

［2］王美德，孙静霞，许志诚，等. 护理心理学概论

［M］．北京：人民卫生出版社，1984．

　　［3］王美德，徐庆丰．临床医护技术操作图解［M］．北京：人民卫生出版社，1989．

　　［4］王美德，安之璧．现代护理学辞典［M］．南京：江苏科学技术出版社，1992．

　　［5］王美德．护士英语精编［M］．北京：人民卫生出版社，1976．

　　［6］李霞安．新编护理手册［M］．北京：北京科学技术出版社，1993．（参编）

　　［7］梅祖懿，林菊英．医院护理管理［M］．北京：人民卫生出版社，1982．（参编）

　　［8］林菊英，梅祖懿．护理管理学［M］．北京：中华护理学会，1989．（参编）

　　2．论文

　　［1］王美德，施雪君．为护生安排一些医疗实习的体会［J］．中华护理杂志，1982，（5）：308－309．

　　［2］王美德．输错血2例教训［J］．实用护理杂志，1985，（1）：26．

（二）已获荣誉

1992年获国务院政府特殊津贴及证书；

1992年主编的《现代护理学辞典》获华东辞书一等奖；

1993年主编的《现代护理学辞典》获中华护理学会首届全国护理科技进步一等奖；

1996年获苏州市科协、经贸委、人事局、劳动和社会保

障局颁发的科技进步"双杯奖";

1997 年获评苏州市白求恩杯竞赛先进个人，记三等功；

1999 年获苏州市"名护士"称号。

庞曼蕖女士访谈录

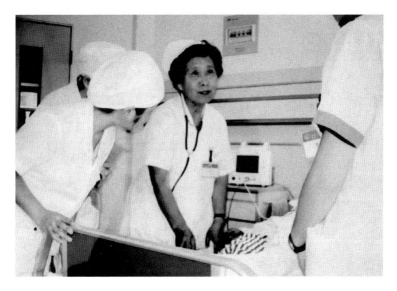

庞曼蕖女士

人物基本情况介绍

　　庞曼蕖，女，出生于 1936 年，江苏无锡人，主任护师，享受国务院政府特殊津贴。曾任苏州医学院护理教研室主任、苏州大学附属第一医院护理部副主任，从事护理工作 60 年，获得江苏省护理学会颁发的"护理终身成就奖"。1957 年从南通到苏州工作。1993 年获国务院批准的政府特殊津贴。撰写学术论文十余篇，发表于《中华护理杂志》《中国实用护理杂志》等期刊上，其中多篇获苏州市自然科学优秀论文一等奖、二等奖。

访谈人员组成

口 述 者

庞曼蕖

采 访 者

李惠玲：苏州大学苏州医学院护理学院院长

马　霏：苏州高博职业学院教师

整 理 者

马　霏：苏州高博职业学院教师

傅卓凡：苏州大学苏州医学院护理学院 2020 级研究生

刘明赛：苏州大学苏州医学院护理学院 2023 级研究生

王方星：苏州大学苏州医学院护理学院教师

采访时间

2021 年 6 月 9 日

采访地点

苏州市姑苏区唐家巷，庞曼蕖老师家中

采访前记

采访前李惠玲老师联系庞老师儿媳妇王小燕以约定采访时间，准备好庞老师既往著作、奖项、照片等相关材料。根据课题组拟的访谈方向进行开放性提问采访，采访时长控制在 30 分钟至 1 小时之间。

一、人生故事

在担任护士长到护理部副主任期间，我特别重视病区管理、患者的基础护理、护理人员的专业学习、护理查房等工作，积极推动责任制护理、整体护理。坚持每天巡视所管各病区，注重现场管理。1989 年是我生命中的一个沉重时刻，正值盛年的爱人突遭空难去世，尽管当时我心情特别沉痛，但考虑到自己的岗位，又不得不迫使自己履职尽责，尽快地从极度悲痛中走出来，继续主持护理部的工作。为此，当时医院的报纸还专门以"坚强的女性"为题写了一篇报道。

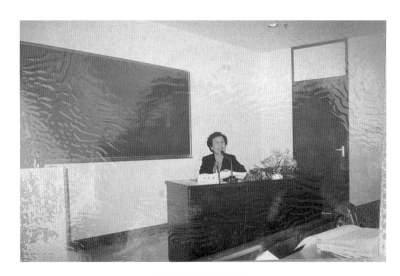

工作中的庞曼蕖女士一

在长达几十年的护理生涯中，我一直坚持将"学、干、管、研"贯穿于工作的始终，坚持护理专业理论素养与娴熟的操作技能共同发展，同时还注重护理专业的学术研究。我发表学术论文十余篇，并参与了数本图书的编写。我的相关学术成果曾获中国核工业部科技进步三等奖，本人也获得江苏省护理学会颁发的"护理终身成就奖"。

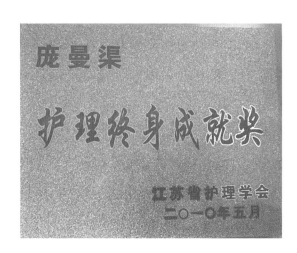

对于护理教育，我的体会是要持续不断地学习，从护士到护师、主管护师，再到主任护师，各个阶段都需要不断学习，并且要在工作中不断锻炼提升自己的能力。在从事管理岗位工作期间，我坚持早起到岗，每天早晨 6:30 准时到病房进行查房，关怀患者，了解患者病情变化以及新入院患者情况。我坚持每天工作一小结，反思自己的工作，并在每周做一次总结，制订合理的计划。在工作中分清任务的轻重缓急，注重和护士的沟通方式。在护理教育中，我根据理论提纲上课，注重临床实践经验分享，结合临床典型案例，使课堂教学生动有趣。

在临床工作中，我会比较重视传帮带，像如何记录病人的信息，如何合理利用记录本，以及如何清晰交代好病人事宜等，手把手教年轻人如何做好护理工作。此外，平时我也会特别关注弱势群体，帮助没有资源的病人，为他们提供专业的指导支持，做专业的慈善。

在日常的工作中，我性格坚毅且务实，不怕困难。晚上经常一个人值班，我能够应用所学的知识技能照护病人、应对突发情况。在与医生一起工作时，我运用自身所学的知识和技能，与医生保持平等相处、合作无间。护理强调亲身实践和循证研究，我坚持护理工作做到有章可依、有证可循，如配制灌肠液时，我会精确称量香皂的用量以保证准确性。

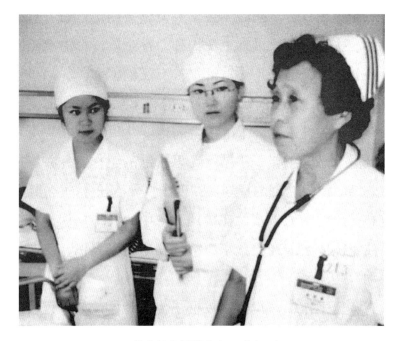

工作中的庞曼蕖女士二（右一）

二、相关的人或事

二十世纪八九十年代，我曾在临床护理工作中帮助过无数需要帮助的患者。印象比较深刻的是有一次帮助一个因车祸而导致高位截瘫的患者解决治疗、护理方面的需求，并数十年如一日坚持上门服务。另一个是帮助苏州大学的"背着父亲上学的贫困大学生"黄昆中①解决生活困难、筹措医药费，并为他提供上门换药等服务。业余时间，我还经常到老

---

① 黄昆中同学曾是苏州大学商学院本科生，来自皖北农村一个贫困家庭，母亲早逝，父亲瘫痪在床。从大二起，他把瘫痪的父亲带到了苏州，与父亲一起住在学校附近一间面积只有10余平方米的屋子里。利用社会捐赠和打工所得，黄昆中一边照顾父亲，一边读大学。

人公寓，为那里的病患老人提供护理服务。作为护士，我们要关注弱势群体，支援没有资源的人，提供专业的指导支持，做专业的慈善。

三、我的护理观

（1）我热爱自己所从事的事业，甘愿将自己的一生奉献给患者的服务。作为一名护士，就要全心全意地为患者服务，关怀患者，心中要常怀"敬业、忘我、爱心、无私"。

（2）作为一名护士，我们要保持乐业的心态，勇敢面对挑战，不畏惧困难，并且对自身有信心。我们要积极学习，不断提升自己的能力，不让困难消磨我们的志气。

（3）我们要敬畏自己的护士岗位，要务实落地，不要自视过高，坚持事在人为，努力改变，继承前辈们的精神，我们要做对国家、对人民有贡献的好护士。

四、学术成果及已获荣誉

（一）学术成果

1. 图书

[1] 王美德、安之璧. 现代护理学辞典［M］. 南京：江苏科学技术出版社，1992.（参编）

[2] 李霞安. 新编护理手册［M］. 北京：北京科学技术出版社，1993.（参编）

[3] 方慧麟. 护理目标教学临床实习指南［M］. 北京：

中国医药科技出版社，1998．（主审）

2．论文

［1］庞曼蕖，张桂如．52 例急性白血病发热感染与出血的护理［J］．护理杂志，1965（1）：22－25．

［2］庞曼蕖，张桂如，严乔荫．老年患者的一般护理［J］．中华护理杂志，1981（5）：194－196．

［3］庞曼蕖．鱼胆中毒所致急性肾功能衰竭的护理［J］．中国实用护理杂志，1985（2）：8－9．

［4］庞曼蕖，李寿娥．老年皮肤护理的特点［J］．中国实用护理杂志，1985（3）：5－6．

［5］庞曼蕖．胎儿肝细胞输注的临床护理［J］．中华护理杂志，1987（12）：547－548．

［6］庞曼蕖．老年病人的基础护理与伦理道德［J］．中国实用护理杂志，1992（7）：45－47．

［7］庞曼蕖．对老年性心脑疾患有关护理诊断的探讨［J］．山西护理杂志，1992（2）：107－110．

［8］张桂如，庞曼蕖．慢性粒细胞性白血病家庭治疗的经验［J］．新医学，1982（9）：454－455．

［9］张桂如，庞曼蕖．血友病诊治及家庭治疗的经验［J］．新医学，1984（6）：285－286．

［10］魏琳，庞曼蕖，韩文秀．应用标准化管理提高护理文件质量［J］．护士进修杂志，1993（2）：19－20．

［11］李惠玲，庞曼蕖．组织护生进行个案病例教学查房探讨［J］．护士进修杂志，1994（3）：11．

［12］童淑萍，薛小玲，孙志敏，等．护理病史质量管

理［J］. 黑龙江护理杂志，1998（1）：34－35.

　　［13］童淑萍，李惠玲，庞曼蕖. 改进临床带教方法培养护生综合能力［J］. 护士进修杂志，2005（2）：163－164.

（二）已获荣誉

　　1990 年获中国核工业总公司部级科技进步三等奖；

　　1993 年获国务院政府特殊津贴；

　　2010 年获江苏省护理学会颁发的"护理终身成就奖"。

陈紫瀛女士访谈录

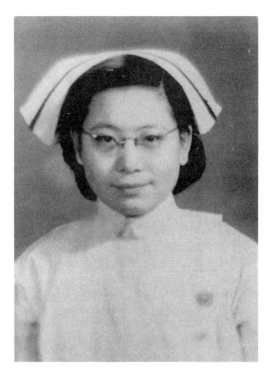

陈紫瀛女士

人物基本情况介绍

陈紫瀛，女，1925 年出生，中共党员，曾获评"苏州卫生职业技术学院百年杰出人物"，任中华护理学会理事、苏州市护理学会副理事长、政协苏州市第七届委员会委员。

访谈人员组成

口 述 者

陈紫瀛

采 访 者

杨兮彧：苏州大学苏州医学院护理学院 2020 级研究生

杨紫薇：苏州大学苏州医学院护理学院 2020 级研究生

整 理 者

杨兮彧：苏州大学苏州医学院护理学院 2020 级研究生

杨紫薇：苏州大学苏州医学院护理学院 2020 级研究生

王方星：苏州大学苏州医学院护理学院教师

采访时间

2021 年 6 月 15 日

采访地点

苏州久龄养老院

在李惠玲老师的带领下，我们来到久龄养老院拜访陈紫瀛老师和方慧麟老师。老前辈虽然退休多年，但依然能让我们感受到其朝气蓬勃。

一、人生故事

（一）学习成长

当年我们考学校的名额非常有限。我是杭州人，在报纸上看见上海医学院附设高级护士职业学校的招考信息，就报名去参加了考试。考试的难度还是很大的，报考人数也很多。我记得考试时需要即兴写一篇英文作文，题目是"I am a nurse"。我的英语是高二学的，但有些同学是考上学校后才开始学习英语的。通过考试后就可以入学读书，整个课程为期三年四个月，当时招录进去的是 40 个人，但半年后就有很多人离开了，到我们毕业时就只剩下 16 个人。而我们上一届只有六七个毕业生，因为最终能坚持下来顺利毕业的学生很少。我们这个学校的课程设置，就是早起做晨间护理，9 点以后开始上课，分为基础课和临床课。我们的任课老师都是很优秀的教授，生理课的老师是国内著名的胡娟老师，解剖课老师是上海医学院的郑思竞教授，现在我记忆比较深的临床课老师就是张子荣教授，他现在在中国人民解放军总医院工作。有趣的是考试的题目，他会给我们一个选题，然后让我们自由发挥。儿科是唐大恩老师,也是蛮有名的。护理课包括护理基础理论与急诊操作,教材很厚。当时还有一门课叫"护理历史",讲述从南丁格尔开始的护理发展史。还有急诊课,教我们如何使用绷带,以及简单的手术室技术。我们的考试很严格,是全市统一考试,分为理论和操作。操作考察三个内容,一个是手术室技术,一个绷带技术,还有一个操作通过随机抽签,我记得我抽的操作是靠背架的使用。毕业考试及格分是 74 分,最后只有 14 个人通过考试,考试结果要半年后才会公布,还要登报报道。我于 1943 年入校,1947 年 4 月份毕业后即参加工作。不过我们那个时候,一年级就要进行临床实习,三年级就正式开始独立工作了,夜班也要上。病房那个时候分一等、二等、普通病房,不同病房的人数不同,按患者家庭经济情况而定。

在当时的社会背景下,护士的待遇相对较好。我的姐姐也是护士,她是杭州广济医院护校毕业的,在那个时代,女性找工作很不容易,考虑到整体环境和家庭情况,我也选择学习护理。随着时间的推移,我姐姐后来成了上海第一人民医院门诊部主任。尽管在家庭和背景方面并没有优势,父亲实际上并不愿意我学护理,因为当时我已经读高二了,马上就可以考大学。但因为当时学习护理是不需要自己花钱的,于是我就报考了护士学校。在我上一年级的时候,第一次领到了学校发的工资,一个月 3 块,3 块钱正好可以做一件旗袍。我们学校当时也有授帽仪式,帽子上的小横条代表年级。毕业典礼也很隆重,可以请家长一起观礼,同学之间还会互送礼物。我记得很清楚,在考试之前,低年级的学生就会给高年级的学生送 1 根油条和 2 个鸡蛋，寓意就是希望他们考 100 分。

（二）工作经历

在手术室工作期间，我有幸结识了当时的外科主任黄家驷①教授以及很多现在都非常有名气和权威的老教授，其中有一些后来去了北京、重庆等其他医院。现在中山医院的好几个医生都是黄家驷教授培养的。我在手术室待的时间挺长，非常忙，晚上从 19 点开始一直工作到 23 点，从深夜 23 点再一直工作到第二天早晨 7 点，夜班是轮班制度，夜班时要随时待命，还需要查房。我的工作在手术室内。由于手术室的工作非常忙，也非常辛苦，我当时还患上了肺结核，有一次在手术台上协助医生做手术，下手术时一口血吐了出来，但是我在此之前完全没有症状。之后，我接受了链霉素等多种治疗，经过多方治疗终于被医好了，好了以后就被转到内科工作。但在内科护士岗位上工作不到半年，不愿意做了，还是选择回到手术室工作。但上了一年班之后，结核病复发，自此被迫退出临床护士一线，选择去护校做一名护理教师，主要教授基础护理、手术室技术、急救、外科等的内容。

我是 1951 年去的学校，后来上海几个学校合并，更名为

---

① 黄家驷（1906 年—1984 年），中国医学家、医学教育家，江西玉山人。1933 年毕业于北京协和医学院，获医学博士学位。1941 年赴美留学，攻读胸外科。1945 年在上海医学院附属中山医院创建胸腔外科，曾首创在控制压力麻醉下进行肺切除、食管切除的手术。

上海医学院护士学校。① 我后来转教授内科护理，还专门到上海医学院进修，那时进修的课程叫"内科学及护理"，但学校有部分老师认为该课程设置不妥当。后来我去苏州之后，该课程就分开了，内科学由医生教授，内科护理学由护士教授。我当时发表了一篇文章，具体杂志名记不清楚了，主要是对内科护理学教学的体会，我强调护理的临床课一定要让护士自己教授，如果由医生教授，那么医生也需要学一些护理的基础知识，这是我当时的观点。后来我去进修，学习了检验、诊断等知识，学习的目的是更好地观察病情，并提供更好的护理服务。这个观点得到了大家的认同。

我在上海工作的时候，除了进行理论教学外，还负责临床实践教学，负责联系各个医院的临床带教。我至今与我在上海带的最后一届学生仍保持联系，我因工作调动离开的时候她们非常不舍，因为我们师生之间有着深厚的感情。工作调动是因为后来我爱人到苏州工作，1956 年我就调到了苏州。到苏州卫校之后，除了教学，还做行政的工作。那时的教育方针是教育与劳动相结合，因此我们每年都要下乡参加劳动。后来我又调去了医院内科，我给患者们按摩辅助治疗失眠，到现在有些患者仍对我印象深刻。在"文革"期间，我被调到现在的苏州市立医院。我在医院开设了一个护士班，这个班的学生现在大都是临床的骨干，有些学生至今还与我保持联系，这给我带来了很多成就感。

---

① 1952 年 7 月，原中国红十字会第一医院护校、中山医院护校、西门妇孺医院附设协和高级护校合并为上海医学院护士学校，后于枫林路新建校舍。

我潜意识里觉得从事行政工作没有做老师好，因为做班主任可以和学生多交流，培养感情。在临床带教的过程中，我也有一些体会。我认为学校的教务科和医院的护理部需要密切联系，共同研究临床的见习计划，一定不能脱离临床。我也经常去临床考查学生的工作，大多采用随机抽查的方式。我会询问学生所管的床位是哪几张，所管患者的基本情况，将这些当作一个考核，也会有突击检查，我对待学生相对比较严格。

苏州卫生职业技术学院的前身是 1911 年美国基督教会创办的苏州博习医院护士学校。100 多年来，从一个单一培养护士、规模不足百人的教会学校，发展成为具有近万人规模，几乎涵盖所有相关医学门类专业的卫生职业技术学院，被誉为国内著名的"白衣天使摇篮"。

作为中华人民共和国成立后苏州卫院最早的老师之一，我已经从教五十多年，目睹了一届又一届学生的毕业，同时也见证了学校的发展。当时我们学校教学设备非常欠缺，显微镜是一个小组一台，后来是两个人一台，再后来才是一个人一台。

二、相关的人或事

20 世纪 60 年代，国内出现血吸虫病、浮肿病、霍乱等流行病，我带领学生前往太仓、昆山等地治疗、护理病患。当时农村条件蛮艰苦的，我都是带着学生们直接睡在草垛子上，食物也十分匮乏。幸好学校提供了一些盐、咸菜、带鱼等食物，大家能吃到这些都很开心。当时学生一个月的补助金就只有 8 块，大家一起吃大锅饭。那会儿学校还办过很多工厂，如玻璃厂、缝纫机厂等，我还当过缝纫机厂的厂长。这段时间我印象很深的就是，有一次下乡，我带了一批学生去苏州郊区木渎的善人桥镇①，那里有一个地方叫藏书公社，我们晚上进行巡回医疗，发现一个小孩一直躺在一个地方，从未起身过，一打听得知她的父母不要她了，原因是她一直都无法站立，父母打算放弃她了。我听了之后就很疑惑，觉得怎么会呢？就让他们把孩子的病历拿来给我看，病历上写的是骨髓炎，我说这个也不是不治之症啊。经过我的帮助，她被转到当时的苏州市第一人民医院（今苏州大学附属第一医院）接受治疗，并进行了手术。她的病情在手术后有了很大的改善，至今我们依然保持联系，当初手术费不足的部分也是我帮她筹措的。过了几年我又介绍她去学缝纫，后来她结婚了。她老公因工伤去世时，我一直鼓励她。她一直称呼我为干妈，现在她的儿子已经成了一名技术员，家里过得还不错，直到现在她时不时还跟我说："感谢党，感谢时代，感谢陈老师。"

三、我的护理观

（1）要成为一名合格的护士，首先要有为患者服务的决心，要比别人付出更多。我们以前帮患者洗头、洗澡，协助

---

① 善人桥镇，原吴县藏书乡人民政府驻地，在苏州市区西 14 千米穹窿山北麓。

患者的日常生活，这些工作都是护士做的，我们就像是亲人一样关心着他们。我曾护理过一个患者，他出院后一直视我为亲密的人，还叫我干娘，到现在我们的关系都很好。

（2）一个合格的白衣天使除了要有爱心，还要有精湛的专业技术。在课堂上，打针、插管等技术操作，无论是老师还是学生都需要首先在自己身上反复试验。因为首先自己要有体会，才能知道操作的轻重，知道如何安抚患者，所以"白衣天使"这个称呼，还是很符合实际情况的。

（3）我在护理行业这些年经历了很多事，现在看到护理事业的蓬勃发展，看到许多年轻后辈在为护理事业的发展拼搏努力，我感到非常的高兴和欣慰。以前条件确实艰苦，但也都过去了，如今感谢时代、感谢国家，我希望护理事业可以越来越好。

四、学术成果及已获荣誉

（一）学术成果

1. 图书

［1］陈紫瀛. 护理心理［M］. 北京：人民卫生出版社，1991.

［2］王美德，孙静霞，许志诚，等. 护理心理学概论［M］. 北京：人民卫生出版社，1984.（参编）

［3］王美德，安之璧. 现代护理学辞典［M］. 南京：江苏科学技术出版社，1992.（参编）

［4］张审恭. 内科学及护理［M］. 石家庄：河北人民出版社，1986.（参编）

2．论文

［1］陈紫瀛. 对老年患者的护理［J］. 中华护理杂志，1983（1）：5－7.

［2］陈紫瀛. 应该加强对护生的专业思想教育［J］. 中华护理杂志，1985（3）：181－182.

（二）已获荣誉

1978 年、1982 年获"江苏省卫生系统先进工作者"称号；

1979 年、1983 年被评为苏州市"三八"红旗手；

1984 年被授予"江苏省劳动模范"称号；

2022 年获苏州卫生职业技术学院百年杰出人物。

方慧麟女士访谈录

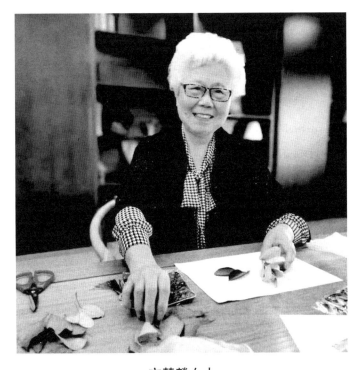

方慧麟女士

人物基本情况介绍

方慧麟，女，1944 年出生，中国农工民主党党员、苏州市第十届政协委员、苏州大学苏州医学院护理学院副教授。从事临床护理和护理教学五十余年。主要承担《基础护理学》《护理学导论》《护理心理学》《护理美学》《护理伦理学》等课程的教学。主编《护理目标教学临床实习指南》《护理学基础》，参编《现代护理学辞典》《实用护理人文学》等学术著作，发表核心期刊论文十余篇。科研项目"护理目标教学的研究与实践"获苏州大学 2001 年教学科研一等奖；参编的《现代护理学辞典》获中华护理学会首届全国护理科技进步一等奖；在 1996 年与 2002 年分别获得苏州医学院和苏州大学苏州医学院（2000 年苏州医学院并入苏州大学）"周氏医学教育科研基金"奖。

访谈人员组成

口 述 者

方慧麟

采 访 者

杨兮彧：苏州大学苏州医学院护理学院 2020 级研究生

杨紫薇：苏州大学苏州医学院护理学院 2020 级研究生

杨兮彧：苏州大学苏州医学院护理学院 2020 级研究生

杨紫薇：苏州大学苏州医学院护理学院 2020 级研究生

顾玲玲：苏州大学苏州医学院护理学院 2023 级研究生

王方星：苏州大学苏州医学院护理学院教师

采访时间

2021 年 6 月 15 日

采访地点

苏州久龄养老院

采访前记

初次见到方老师时就被她的精神面貌所打动，方老师一头银发，仪态非凡。尽管方老师已经年事渐高，但她的思维非常敏捷，在她身上仍然散发着蓬勃的生命力，于她而言，衰老只是年龄的增加而人未老。对方老师来说，文学和美学在其人生的道路上发挥了重要的作用，她的职业热忱让我们深感动容。在与她的交流中，我们了解了她当年如何全心全意地奉献于职业，这让我们深受启发。

一、人生故事

（一）学习成长

1958 年秋，年仅 14 周岁的我纯属偶然进入苏州医学院

方慧麟女士访谈录

第一附属医院卫生学校学习。随着国内医学的发展，苏州医学院增建了两所附属医院，由于当时医护人员十分短缺，所以苏州医学院第一附属医院卫生学校应时而生。学校就办在医院里，我有幸成为该校首届学生。

进校后，因为时代发展需求，我们的教学方式以临床实践为主，一年级就开始跟随老师下病房进行晨晚间护理、下乡灭五病①等。二年级下学期开始，我们上午去病房见习，下午上课。三年级则完全进入医院实习，在校三年的时间里，三分之二都是在医院学习，与现在的教学模式完全不同。当然，两种模式各有千秋。我曾在新建的苏州医学院第二附属医院实习，医院的医护人员以年轻者居多。记得三年级内科实习时我们就开始独立上岗，有三个内科病房在同一个楼层内，都是由学生值夜班，再安排一名老师上"两头班"陪班带教，即老师晚上 6 点上班，到第二天早晨 8 点下班，在晚上 10 点至早晨 5 点之间，老师在值班房休息（其实是睡不安稳的）。当学生碰到问题时可以去请教老师（这在今天是难以想象的），所以值班老师经常会被我们叫醒来指导问题。我对一个夜班的印象最深，那时候我只有 17 岁，整个晚上抢救了 3 个心脏病患者，可惜最后都没有成功，我非常害怕，几乎想哭出来……

1961 年护校毕业，我被分配在附二院外科工作，两年后

---

① 1958 年苏州开展以除"七害"（蚊、蝇、鼠、雀、蟑螂、钉螺、臭虫）、灭"五病"（疟疾、血吸虫病、蛔虫病、钩虫病、丝虫病）为中心的活动，要求实现"六无"（无蛆、蛹、蝇、灰、臭、垃圾）、"六光"（四面光、内光、外光），同时分批填塞、疏通河道。

调往附一院，期间轮转过很多科室，基本上以大外科临床护理工作为主。1979 年我又调至苏州医学院附一院卫生学校任专业教师，1998 年调至苏州医学院筹建护理系，并任护理系办公室主任兼"护理学基础"教研室主任，后于 2004 年退休。

（二）工作经历

在五十余年职业生涯中，我感到最幸福的一件事是亲眼见证和参与了护理专业由一个只设中专的职业教育，逐渐发展成一门具有系统高等教育的专业学科，并得到社会认可，成为造福人类健康和生命不可或缺的学科之一。

调到学校后，我的教学工作很顺利，这首先得感谢领导和师长们在我成长道路上给予的机会和指导，如王美德老师发现了我有较好的表达能力，推荐我去学校任教；翁春林、施雪君老师安排我去南京参加为期一年的护理师资进修，促使我积累的 17 年的临床护理经验在理论方面得到质的提升，并再将这些知识应用到教学之中，让学生知其然更知其所以然，增强了工作时的主动性和准确性，教学效果受到广泛好评。为此，王美德和施雪君老师还安排我到附一院护理部作一系列讲座，每周一次，共讲了 15 次，其中有些内容还被推荐到苏州市护理学会以供学习，且都深受欢迎。当时的感觉就是护理学科的春天来了，我沐浴到了雨露和阳光。

我爱我的学生，为人师表是我的座右铭，我的言行举止保持端庄大度，无论是备课还是上课都竭尽所能。我认真书写备课笔记（当时没有 PPT 课件），每一个教学内容都详细列出计划，包括所用的转折方法和板书设计等细节；我努力钻研教学方法，如注射法、鼻饲法等操作技术，有时学生们会对此感到害怕，那么第一个被学生打针和插管的常常就是我自己……当时学校招收的学生层次不同，有高中毕业生，也有初中毕业生，尤其还有一个已经在临床工作十余年的内招提高班，如何因材施教，真成了我这个"新教师"的难题。我到图书馆借阅了大量的护理杂志和相关书籍，建立了文摘卡（那时没有电脑和网络），单独给内招提高班学生上课，有针对性地制定出《基础护理学》的教学大纲。教学内容突出三个方面：理论联系实践，重在讲透理论如何指导实践；规范护理技术操作，重在指出常见的错误做法；介绍前辈们的护理经验，重在介绍最新进展。功夫不负有心人，内招提高班的同学对我的教学效果给予了评价："把《基础护理学》教活了。"我在 1980 年撰文《护理内招班〈基础护理学〉教授方法》，并在江苏省护理学会召开的护理教育年会上作大会交流，这是我第一次撰写专业论文并公开演讲，心情十分激动。

每项护理技术都有整套规范的操作流程，但有些学生反映记忆起来太费力，希望简化，此时我就反复对学生强调规范操作流程的重要意义。这样做不仅是为了准确执行操作，更是为了帮助学生们养成良好的工作习惯和职业素养，如操作前与患者交流的规定，虽然只是简短的几句话，但这既尊重了患者，也培养了学生的人际沟通能力。但部分操作流程确实冗长，根据心理学记忆规律中识记数量与记忆容量成反比的原理，我琢磨出一套"浓缩教学法"，大大提高了学生对操作流程的记忆能力。

护理技术操作考试是评估学生掌握护理技能的主要手段之一，传统操作考试方法只进行一次定性评估，导致低分学生始终不能完全满足某项操作的要求和标准。通过对"归因学说"的学习，我带领教研室老师实施了"达标操作考试"方案，根据该方案，学生有三次考试机会来评估他们的操作考试成绩。第一次达标者得高分，不合格者则继续练习，第二次达标者评中等分，第三次达标者得低分。通过这样的考核方式，就基本保证每个学生对各项操作都能达到规定的目标了。当然这样的考核方案增加了教师的工作量。

改革开放后，我们接触到更多国内外先进的护理理论与技能，逐渐认识到护理专业是一门多学科交叉渗透的综合性应用学科，作为老师首先得努力学习，才能在教学中与时俱进。为此，我自学了心理学、伦理学、教育学等内容，还到苏州大学中文系旁听美学课程。此外，我还有幸参加江苏省卫生厅举办的为期三个月的"心理学师资培训班"。通过不断吸收众多人文学科内容，我探索了这些知识与护理学科的交叉、渗透、综合、应用，同时不断将这些内容在护理教学中进行有机的结合，这为我日后承担护理高等教学课程奠定了良好的基础。

教育学上有句名言："教有定规、教无定法"，教育的规矩是以学生为本，教学的方法各有千秋，研究有效的教学方法是我教育生涯中孜孜以求的目标。我为学生举办专业知识竞赛、护理技能操作比赛、护理行为规范表演等活动（这在当时属于较前卫的教学方法），以赛促教，寓教于乐，教学效果受到学校领导、同道和学生们一致好评。我于 1995 年晋升为高级讲师（副高级职称），在当时的护理界也属于凤毛麟角。

我的人生很平凡、工作很普通，没有什么很大的成就和贡献。但有两次参与了护理学科建设对我来说意义非凡。第一次是 1979 年调到苏州医学院第一附属医院卫生学校，当时我是唯一的护理专职教师，承担了全部《基础护理学》课程的教学，并着手筹建演示教室和模拟病房。我传帮带年轻教师，探索护理教学改革，最终建立了护理教研组，并担任教研组组长。第二次是 1998 年我奉命调往苏州医学院筹建护理系，同时兼任系办公室主任和"护理学基础"教研室主任，一起调去的还有汪小华老师，是教务秘书兼班主任，附一院院长吴爱勤兼任护理系主任，护理部主任薛小玲兼任副系主任。我和一群老师一起从零开始，与领导和老师们反复研究制订具有苏州医学院特色的"高等护理 4＋1 教学计划"，培养和建设骨干教师梯队；建设临床见习、实习基地，成立教学质量持续改进委员会；参加"合作教育""护理临床目标教学"等科研项目；参加国内外各项学术交流活动，与美国罗马琳达护理学院、香港理工大学护理学院等建立长期学术交流关系……1999 年，我们送走第一届大专班学生，同年正式建立护理系，并开始招收首届护理本科班。我们当时人手少、工作很忙，暑寒假都还在加班，虽然我们都感觉肩上担子沉重，但也觉得意义十分重大。

2000 年，苏州医学院与苏州大学合并，我一直工作到 2004 年退休。退休后受学校返聘，在教学督导岗位上继续工作十年，担任学校督导委员会副主任兼医学组组长，参与学校教学改革和提高教学质量的督促和引导工作。我频繁地去听课和召开各层次的教学座谈会，参与学校案例教学、问题教学、情景教学、讨论法等教学方法的改革，参与苏州大学全校高级职称教师授课数量和质量的调研、全校青年教师授课数量和质量情况调研、学生早课出课率和情况分析和调研。我担任青年教师授课竞赛和学生技能操作比赛评委，前往各临床教学基地了解见习、实习带教情况并召开教学座谈会等。2014 年，70 周岁的我，带着满满的不舍结束了长达 53 年的工作生涯。

2019 年 9 月，苏州大学苏州医学院校友会成立，2022 年 9 月护理分会成立，我有幸被推选为首任会长，又一次彰显了社会和医学科学对护理学科的认可和重视。这一切来之不易啊！

二、相关的人或事

江苏省有三位备受尊敬的护理界老前辈，她们是江苏省护理学会理事长袁雪，常州市第一人民医院护理部主任孙静霞，苏州医学院附属第一医院护理部主任王美德。她们都接受过高等教育，具备出色的英语水平，是改革开放后最早获得高级职称的知识分子，我有幸与她们有所接触，并撰文发表在《中华护理杂志》上以示钦佩，同时王美德主任还是我的"伯乐"。

袁雪理事长长期担任护士学校校长，致力于护理教学工作，现在已是桃李满天下。她见识广、理论强，讲课风趣生动又威严有加。

孙静霞主任在抗日战争时期勇担民族责任，舍家解救常州市病患百姓。20世纪90年代，耄耋之年的她又克服重重困难创建了江苏省第一个"关怀病房"。她的一生把救死扶伤精神发扬到极致，为此荣获国际红十字会颁发的"南丁格尔奖章"。令我感到荣幸的是她的获奖申报材料是我整理的，也算是有缘啊！

王美德主任是我数十年的恩师，也是我们附一院几代护理人的导师。从学生时代开始，她就为我们授课，直到退休后年逾古稀时，还带领我们编撰我国第一部护理专业辞典。她爱岗敬业、以身作则，孜孜不倦地教导我们，一生著书立说，编著大量专业书籍，其中有规范护理常规、统一技能操作方面的，有引进和总结国内外先进护理理论知识的，还有辞典、汇编等工具书，她为推动护理学科发展起到了积极的作用。

我们医学院护理系还有另外两位德高望众的老前辈，分别是苏州大学附属儿童医院原护理部主任宋珍英和苏州大学附属第一医院原护理教研室主任庞曼蕖。她们都曾先后任苏州市护理学会理事长，都是有丰富护理临床、护理管理、护理教育经验的主任护师，是几代护理人的好老师、好领导。我也曾为她们撰文，被刊登在苏州医学院院报上，以示敬仰和供大家学习。

三、我的护理观

感谢护理学院给我们老护理人这样一个回顾专业经历的

宝贵机会。最后我想再说几句对自己所从事专业的感悟。

（1）护理学科是一门十分年轻而充满活力的学科，无论是理论还是实践都有待完善，这个沉甸甸的担子就交给可爱的后生们了呀！

（2）护理学科的核心是以人为本，护理工作除了关注人生老病死的全过程，更应重视心理、社会、精神、文化等人的全方位护理，这是护理学科的立足之本，也是我们在科学领域占据一席之地的不可或缺的条件。

（3）护理学科是一门多学科交叉、渗透的综合性应用科学，护理人必须督促自己不断博学深研，并务勤务实，只有这样才对得起"科学"的称号。人类需要护理学科，我为我们的护理学科感到骄傲！

四、学术成果及已获荣誉

（一）学术成果

1. 图书

［1］方慧麟. 护理学基础［M］. 南京：东南大学出版社，2002.

［2］姜小鹰. 护理学基础考试指导［M］. 南京：东南大学出版社，2001.（参编）

［3］李霞安. 新编护理手册［M］. 北京：北京科学技术出版社，1993.（参编）

［4］王美德，安之璧. 现代护理学辞典［M］. 南京：江

苏科学技术出版社，1992．（参编）

[5] 霍孝蓉．实用护理人文学 [M]．南京：东南大学出版社，2006．（参编）

2．论文

[1] 方慧麟．护理诊断简介 [J]．山西护理杂志，1991（01）：53 - 55．

[2] 方慧麟．谁道桑榆晚 文美德亦高——记王美德 [J]．中华护理杂志，1991（10）：468 - 469．

[3] 方慧麟．护理程序 [J]．山西护理杂志，1992（01）：51 - 53．

[4] 方慧麟，叶晓华．"浓缩法"在护理教学中的应用 [J]．山西护理杂志，1992（02）：65．

[5] 方慧麟，庄梅宝．达标操作考试法 [J]．山西护理杂志，1993（02）：6 - 7．

[6] 方慧麟，华英．霞红似火——记常州市第一人民医院主任护师孙静霞 [J]．中华护理杂志，1993（08）：502 - 503．

[7] 方慧麟，庄梅宝．运用"归因"学说实施"达标"操作考试法 [J]．中华护理杂志，1994（07）：418 - 420．

[8] 方慧麟，薛小玲．护患语言交流的一般原则 [J]．黑龙江护理杂志，1998（06）：30 - 31．

[9] 方慧麟，薛小玲，钮美娥，等．护理合作教育的探索 [J]．解放军护理杂志，2005（02）：94 - 95．

[10] 方慧麟．如何获得病人的信任 [J]．护士进修杂志，2017，32（11）：1056．

[11] 刘丹蕾，方慧麟．介绍几种有助于学生记忆的

《基础护理》教学方法［J］. 中华护理杂志，1995（12）：729－730.

[12] 刘丹蕾，方慧麟. 浅谈病人的美感效应［J］. 中华护理杂志，1996（05）：305－307.

[13] 郑连苏，沈慧廉，孙小娅，等. 卫校护理专业学生个性的某些心理特征与学业成绩关系［J］. 苏州医学院学报，1996（06）：1182－1183.

[14] 王馨荣，方慧麟，郝如一. 人道·人格·人生——记我国著名护理学专家王美德主任护师［J］. 山西护理杂志，2000（01）：1－3.

（二）已获荣誉

1993 年参编的《现代护理学辞典》获中华护理学会首届全国护理科技进步一等奖；

2001 年科研项目"护理目标教学的研究与实践"获苏州大学教学科研一等奖；

1996 年、2002 年分别获得苏州医学院和苏州大学苏州医学院（2000 年苏州医学院并入苏州大学）周氏医学教育科研基金奖。

孙志敏女士访谈录

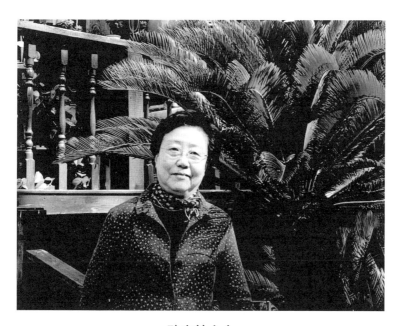

孙志敏女士

人物基本情况介绍

孙志敏，1945 年出生，中共党员，副主任护师。曾任苏州大学附属第一医院护理部副主任、苏州市护理学会秘书长、苏州医学院护理系临床护理教研室主任，还是中华护理学会江苏分会手术室护理管理委员会委员、苏州大学附属第一医院临床护理督导、苏州医学院护理系教学督导，以及江苏省重症监护专科护士培训苏州基地主要创建者之一。

多年来她主要从事护理管理、临床护理、护理教学工作，承担大专、本科护士生的护理教学任务。多次组织国际、海峡两岸暨港澳地区学术交流会议，组织省市各类护理人员继续教育项目，参加省、市卫生健康委护理质量检查和指导工作。

自 1963 年踏入工作岗位至 2019 年正式退休，历经 57 个护理春秋，见证了护理史上重要的节点，经历了护理发展的不同阶段。

访谈人员组成

口 述 者

孙志敏

采 访 者

杨紫薇：苏州大学苏州医学院护理学院 2020 级研究生

丁　慧：苏州大学苏州医学院护理学院 2020 级研究生

整 理 者

杨紫薇：苏州大学苏州医学院护理学院 2020 级研究生

丁　慧：苏州大学苏州医学院护理学院 2020 级研究生

顾玲玲：苏州大学苏州医学院护理学院 2023 级研究生

王方星：苏州大学苏州医学院护理学院教师

采访时间

2021 年 6 月 15 日

采访地点

苏州大学天赐庄校区维正楼护理学院 310 会议室

采访前记

由李惠玲老师提前联系采访对象孙志敏老师，双方确定采访意向之后，进一步确定采访的时间和地点以及线下的采访形式。杨紫薇、丁慧同学通过尽可能充分的资料收集，全面了解受访者的基本情况，确定本次采访的提纲。采访过程中主要以倾听为主，适当提问为辅，加以笔记、录音器记录，采访结束将采访内容整理成文。

一、人生故事

（一）学习成长

1945 年 10 月，我出生在一个知识分子家庭，我的父母都是医务工作者，父亲是医生，母亲宋玉华是护士（助产士）。母亲毕业于江苏镇江基督医院护士学校。我从小耳濡目染医护工作的艰辛，深感医务工作者责任的重大，父母的言传身教以及他们身上的敬业精神对我影响深远。自己选择从事护理工作更多是受到父母职业环境的影响。1963年7月，我初中毕业后进入江苏省苏州护士学校学习①。

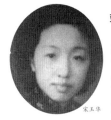

靖江日报

"三张证书"书写靖江第一代护士的风采

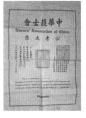

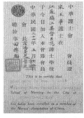

这三张1935证书的主人，叫宋玉华。三张证书，分别是：中华护士会会员证、护士文凭和中华护士会会考文凭，距今已有83年的历史，均由当时的镇江基督医院护士学校颁发。其上字迹清晰，品相完好，可见家人保存之用心。宋玉华女士的儿子在整理先父母遗物时，发现了这些珍贵的资料，希望能够公布于众，纪念他的护士母亲，并送上对所有医护工作者的祝福。

图为宋玉华的三张证书。

镇江基督医院护士学校历史悠久，而且是易名最多的一所医院，在近百年中曾8次易名，现为镇江市第一人民医院。基督医院护士学校落户镇江，也是颇有渊源的。据了解，20世纪20年代初期，美国人安妮·金女士遵照丈夫戈德斯巴尔金的遗愿；因为其父亲的虔诚信仰，为纪念父亲，金先生将捐赠建设一座医院。安妮·金女士将位于美国阿拉巴马市赛马城的私立医院变卖之后，托美国基督教长老会拨给驻在中国的差会，一位叫孟亨利（Henry Newman）的外科医生，逐被美国教会选入潮州府靖地汕头埠派遣来到镇江，开始了建设"基督医院"的工作。医院1922年开业，1924年至1925年继续扩大范围，同时创立了护士学校。

宋玉华老家在靖城宋家市，是名门望族。即便如此，一个女子在那个动乱的年代，只身前往镇江去就读基督医院的护士学校，也是极其不易的。她于1931年考入该校，经过4年的专业学习，在1935年接受了严格的考核，考核合格后取得这三张证书，方才毕业。这三张证书即便是在当时，也是弥足珍贵的，留存至今，更是不可多得。

其上内容中英文对照，还印有各类公章，体现出专业性和国际性。

毕业后，宋玉华被留在该医院任护士。时值抗日战争爆发，医院被迫于1937年10月暂停业务，为避难宋玉华去往上海，先在市立医院工作，后到妇孺医院（红房子医院）担任护士长。1940年和上海同仁医院的内科医生孙沧的在上海结婚。1943年3月，靖江霍乱大流行，病死者不计其数，当时靖江缺医少药，几名士绅联袂邀请孙沧的回家乡行医。宋玉华便跟随丈夫回到靖江

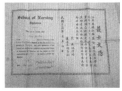

定居，开设私人诊所，兼任护士和妇产科医生，经其手接生的婴儿数不胜数。解放后，夫妻俩也一直践行着初入行时救死扶伤的诺言，毕生为了靖江的医疗事业贡献自己的力量。这些证书，让人感受到医护人员的拳拳赤子之心。

《靖江日报》对孙志敏母亲宋玉华的报道

当记忆的闸门缓缓拉开，我的学校时光迎面而来。江苏省苏州护士学校是一所百年学府，重视职业素质养成，强化实践教学，培养了无数学子，他们不负韶华、砥砺前行。古朴的校舍，难得一见的潘谨校长，男女生分通道出入的规矩（医专班）……这些细节至今我都还没忘记。我还记得周一

---

① 江苏省苏州护士学校，即现在的苏州卫生职业技术学院，原是1911年的博习医院护士学校。

到周六下午放学后不能出校门，大门由胖胖的老大爷看管，管理严格，看上去似乎不近情理，但我们也不反感，因为这样会有更多的时间用于学习。给我留下最深刻印象的是这所学校教学严谨，很多老师都像陈紫瀛老师一样，在课堂上认真讲课，在见习课上悉心指导，在晚间解剖室借助实体进行复习。此外，老师还在我们夜间自修、晨间锻炼时陪伴，给予我们关心、关爱等。

当时学校的课程设置以年级来划分。一年级学习基础医学知识（生理学、解剖学等）。二年级学习内外妇儿、中医学等，课间见习在苏州市立医院本部。三年级主要是在苏州医学院附属第一医院实习，我们在各科室轮转，如儿科、传染病科、精神科、保健科等。实习期间我担任苏州医学院附属第一医院实习大组长。虽然医院患者数量多、病情重，但病区管理井然有序。这要归功于护士长的出色管理能力，她在科室内有话语权，负责患者接收、安排床位，科室主任与医生们都特别尊重护士长的安排，科室护理操作与护理记录单也都书写规范，基础护理做得也很到位。当时科室内没有护工与家属，实行严格的探视制度，还设有入院卫生处置室等。在重视教学的王美德主任及各科认真的带教老师的引领下，学生们任劳任怨，既观察了许多病例，也亲手实施了很多操作，独立动手能力明显提高。我后来能去产科开展工作，也要归功于实习时对护理工作的深刻记忆，再结合当时工作的要求，思路就清晰了。当时护理人员很少，附一院一个病区的护士、护士长加起来共 6 名，中、夜班 7 天一轮换，为了给实习同学示范操作，老师们多次放弃休息在晚上安排教学，俞德修护士长讲授"胃管的置入法"操作的场景至今历历在目。实习期间，我们还增加了"社区卫生保健"实习环节，我们前往凤凰街餐饮店检查饮食卫生，进居民家检查环境卫生，宣讲保健知识等。在传染病科见到了现在很少见到的各类传染病种，如脑炎、白喉、脊椎灰白质炎等，这些患者都被非常严密地隔离了。在精神科见到过胰岛素休克、电休克等，可以说是很全面了。

1982 年 3 月至 1982 年 7 月，我参加苏州市护师进修班的培训，为期五个月的全脱产学习，由苏州医学院的老师负责，授课重点是基础医学，还增加了遗传学、生物化学与统计学等，实习的一个月安排在苏州医学院附属第一医院内外科。办班的背景是"文革"以后，护理事业正处于全面复苏阶段，虽然许多护士的职称已晋升为护师，但仍远远不能满足临床需求。当时王美德主任是苏州市护理学会理事长，她克服万难坚持开班，以学校的管理模式管理我们这些在职学生。教学的内容达到大专至本科的水平，我记得我的笔记本记了厚厚的一叠，放学后复习迎考，我的每门考试成绩都很优秀，我也保持了很高的学习积极性，这对之后工作中的再学习、再提高有关键性的作用。王美德主任高瞻远瞩，她培养了无数的护理骨干，为护理事业的发展做出不可估量的贡献。

2000 年 1 月 7 日至 28 日，我参加了中国香港护士训练及教育基金会为期 3 周的学习。2002 年，我参加了新加坡国立医院为期 1 周的参观学习。2007 年赴中国台湾参观、学习、交流。除此之外，我也积极组织及参加国内外各类护理专科与护理管理培训学习。

我们那个年代学习的平台与机会很少，但学习这件事不仅仅依靠他人是否教导，最重要的是在于自己有没有觉悟和恒心。我始终坚持终身学习的信念，相信知识就是力量。

（二）工作经历

毕业后，我直接被分配到苏州市第一人民医院（即现在的苏州大学附属第一医院）手术室工作，手术室护士长是刘果卿老师。护士长在科室管理、护士的分层级培训使用、护士生与新护士的带教、沟通与协调、护理专业与外语水平等方面造诣高深，给我留下了深刻的印象。

护士长每周都会在下班后安排几次科室内的业务学习，强调遵守规章制度，尤其是注重手术室护士的慎独精神。我们会复习护理基本知识，训练基本技能。新上岗护士一年内必须熟悉各科基本的手术配合，只有这样才能够独立上夜班应对急诊手术。护士长根据个人对专业的掌握情况及工作能力安排各专科中、大型手术的配合。当时外科主任对我们要求也特别严格，术中有器械传递错误、穿缝线跟不上、物品准备不全等状况时都可以向护士长申请立即换人。外科严格的要求与积极向上的氛围也促使我养成了自觉阅读相关专业书籍的习惯，时刻保持严谨的工作态度，认真做好每台手术配合的术前预习与术后总结，了解每个手术的解剖、步骤、所用器械、敷料、注意点，争取配合精准，不断审视自己，修正自我。我最终成为手术室内的一名业务骨干、带教老师、心血管外科体外循环手术组成员等。

20世纪60年代的手术室还承担大量急诊和抢救工作。

当时由于人员紧张，麻醉与护理不能分得很清，需要密切配合，所以我们必须学习麻醉知识与一般的操作技能，如腰麻、乙醚开放，熟悉麻醉药物使用以及麻醉意外的抢救等。

20世纪80年代，我在外科门诊手术室工作八年，我充分了解了门诊工作的特点，掌握了疑难创口换药、各种体表肿块手术、细针穿刺活检细胞学检查等，这些经历也算是我所学知识的延伸、临床实践的初探。

让我记忆犹新的是1965年，护士长派我去"六二六"下乡巡回医疗，陈王善继院长带领着我们五个人组成的外科脾切小分队。第一站在昆山，与南京来的总脾切小分队共同工作。不久接到上级通知，要求继续深入基层，然后又决定到血吸虫病重灾区昆山千灯镇。当时的昆山是水网密布的地区，交通工具仅限于船只。脾切除手术在当时也属于大手术，风险高，当地没有输血条件、没有氧气、没有抢救设备。最关键的是镇卫生院没有手术室及手术所用的物品。而我的重点任务是要筹建一个符合要求的手术室，还包括手术物品器械的准备与供应、术中配合等。

自己首先要克服因环境简陋、人员精简和物品匮乏造成的畏难情绪，树立确保每台手术患者安全的信心，工作中的考虑要更加严谨周全。这些对刚工作一年的我来说是一种挑战，但也是一种学习，是一次独立工作的经验积累。

一切准备就绪，我们的工作进入正轨，上午手术，下午清洗、准备用物，进行术前讨论，晚上下乡普查，触诊检查患者脾脏大小，登记备案。每天迎着夕阳出发，踏着月光归来，辛苦与快乐并存。在小分队成员共同努力下，大家发扬团结协作精神，条件越简陋越艰苦，越要认真执行各项规章制度，尤其是消毒隔离、物品灭菌等，提倡不用或少用抗生素，不输或少输血，降低住院手术费用（总费用约 58 元/人），患者无术后感染及其他并发症，我们最终圆满完成任务，受到当地群众的一致好评。巡回医疗结束后回到科室，在护士长的支持下，我积极推行示范巡回医疗时采用的手术台保洁法，我们要求每把血管钳、每块纱布、每根线头都必须回到洗手护士手中，做到手术台面整洁，覆盖的无菌敷料与术者手术衣胸前无血污，地面无线头。这些工作得到外科医生的认同与配合，降低了术后感染率，进一步改进和规范了术中操作，意义深远。

1984 年，随着医院心血管内科的发展与需求增加，面对较多的心脏介入检查与治疗需求，建立一家心内科导管室迫在眉睫，我接到筹建任务，又一次面对新领域、新技术、新环境。我认为筹建新科室硬件不难，主要是软件建设，需要我不断地学习、沉浸其中并与团队成员配合，熟悉专业知识。导管室成立后，工作的氛围很紧张，意外情况在检查与治疗的过程中时有发生，为了争分夺秒赢得每一次抢救机会，抢救所需物品、器械，抢救方案与人员配备必须做到齐全、熟练、配合默契，这些工作的统筹安排真正锻炼和提高了我的能力。导管室的工作得到了蒋文平、汪康年教授的认可，也丰富了我的业务经验。

1988 年，因工作需要，我去了产科当护士长，产科涵盖产房、婴儿室、产前、产后室。科主任要求妇科、妇产科门诊、实验室一并归我管理。由于之前我对病区管理的业务不熟悉，这对我来说是一个较大的挑战，但我毫不退缩地接受了。当年正值生育高峰，产科加床加至大门口，新生儿在长桌上排得满满当当，工作变得杂乱无序，病区管理存在诸多问题需要梳理、解决。在我看来问题的关键还是规章制度的执行，各分科室之间的团结协作，以及工作积极性的调动。在加强科室基础管理和科主任与部门书记的支持下，我率先在全院进行绩效管理，实施奖惩制度，不到半年的时间就取得明显效果并得到了广泛好评。同时，我在工作中注重业务与质量管理，新生儿是高危人群，特别容易发生院内感染，必须防患于未然。我曾发现 1 例新生儿脐炎，在杨伟文主任的支持下，立即组织专题讨论，检查护理过程，分析原因，最终发现导致脐炎的主要原因是脐部护理时使用了 95% 的乙醇，使用乙醇原本的目的是干燥脐部，但后来经求证，我们将消毒用的 95% 乙醇改为 75% 的乙醇并实施，感染很快被控制，并将此定为操作标准流程，同时在产妇出院时增加脐部护理，这些操作标准流程一直沿用至今。在产科所取得的这些工作成效，为医院创建成为"全国爱婴医院"，做出了一定的贡献。

作为一个优秀的管理者，必须勇于担责，精进自己，提高管理素养。机遇与挑战并存，两年后我调到护理部任护理部副主任，主要是负责护理质量管理与护理教育。面对新的岗位，我虚心向护理部薛小玲、庞曼渠、韩文秀等主任学习，加强自身修养，学习管理理论，将为数不多的护理核心杂志翻个遍，对照工作中存在的困惑寻找解决的方法，用国内外先进的管理方法与管理思维来充实自己。

1989 年 11 月，国家卫生健康委员会（卫健委）颁布《关于实施医院分级管理的通知》。1992 年，我有幸参加卫健委组织的为期十天的"医院分级管理"学习班。学习班在北京举办，深入解析医院分级管理的目的与意义，开创了全新的管理模式。护理部、科护士长齐心协力，带领全体护理人员如火如荼地投入等级医院的创建与评审，并率先通过了三级甲等医院评审。在通过等级医院创建与评审这艰巨的任务后，我更加坚定了现代科学管理必须替代传统经验式管理的信念。作为管理者，我们迫切需要学习管理理论，采用先进的管理技术，不断改革创新，因为只有新知识的江河才能载起事业和理想之舟。

1998 年 11 月，苏州医学院护理学系成立，在完成繁忙的医院护理管理工作之余，我还兼职担任苏医护理学系临床教研室主任、护理系教师，承担《护理管理学》《外科护理学》《社区护理学》等课程的教学任务。我认真备好每一堂课，上好每一堂课，听好青年教师的每一节课；重视临床实习管理，悉心辅导和培养护理管理和护理教育队伍的接班人，做好传帮带；积极投身于护理管理及护理教育的改革，认真完成教学任务，把《护理管理学》理论知识与实践完美结合，教学相长，受益匪浅。1998 年，我作为副主编完成了《护理目标教学临床实习指南》的编写工作；2002 年，作为副主编完成了《护理管理学》的编写。

护理质量管理是护理管理的核心，持续质量改进已成为护理部的主要任务。在抓主要质量指标的前提下，我提倡质量管理无盲区，成立特殊高危科室质控小组，将门诊各科

（包含小手术室）、手术室、介入导管室、产房、供应室等纳入管理范畴，发现了诸多问题并进行整改，全面提高了护理质量。

我在管理中不满足现状或表面假象，思考最多的是想用什么方法、在什么时段、选什么内容、采取什么形式来真正发现问题、找到问题、解决问题，同时检查的方法要让护士们接受。随着护理程序的引入和不断改进护理质量的课题设计，我们开始以患者对护理工作的满意度来评价护理质量，一步步地深入探讨、摸索，成效是显著的。

为了贯彻与实施苏州市卫健委的中心任务，我积极整理资料，撰写各项护理评价标准，如"门诊服务的基本建设及规范""医院护理质量评价各项指标与实施细则""整体护理的基本理论与临床实践""护理质量管理的理论与实践""清洁、消毒、灭菌的新进展""护理程序在临床护理中应用"等。我多次在全市进行专题讲学及指导工作，毫无保留地传授知识，旨在使全市的护理水平达到同质化管理。

二、相关的人或事

在职业生涯中，对我影响最大的是王美德主任，王主任是护理界的楷模、护理管理学家，也是我心中崇拜和尊敬的引路人。20 世纪 50 年代初，王主任编写了苏州市第一人民医院（现在的苏州大学附属第一医院）第一本有关护理常规与护理技术操作流程的书。"文革"后为了快速恢复正常秩序，使各项护理工作均有所依循，王主任准备再次制定临床各科疾病护理常规。我跟随庞曼蘘、胡慧云主任赴上海各大医院护理部参观学习，回到医院后脱产进行护理常规的文字整理工作，文稿最终请陈明斋、董天华院长进行修改与审阅。经过一段时间与他们的接触，我真正见识到王主任与二位老院长的严谨治学态度，一个字、一个标点符号都亲自审核，力保文稿的正确性、科学性、实用性，令我十分感动。后我又参加《现代护理学辞典》的编写工作、护理部的各种编写任务、护理学会的计划与总结等工作，虽然这些任务都曾给我带来压力，但更多是给我带来了锻炼的机会，也对我未来的工作产生了深远的影响。

在 57 年的学习与职业生涯中，我经历了传统经典的博习护理文化，艰难度过"文革"时医院秩序严重破坏的时期。感谢护理界前辈们挺身而出，正本清源，建章立制，让护理事业重返正轨，并力排众议争取到了护理人员的高级职称评审与待遇，为提高护理人员在社会的地位等做出不懈努力。对医疗护理事业的蓬勃发展，护理人才辈出、再现辉煌，我感到无比欣慰。

时光荏苒，2002 年 4 月我担任苏州市护理学会秘书长，由于管理平台的上升与拓展，我迅速熟悉了我的职责范畴，理清思路，并明确了接下来做什么，为什么做，如何做。经过一番思考后，我意识到学习电脑知识与操作是当务之急。刚开始时，我对自己产生了怀疑，我年龄大能学会吗？但转念又想，年轻人能学会，58 岁的我为什么不能尝试一下？迎难而上的信心油然而生。经过一段时间的学习，我掌握了基本的电脑知识和操作，后面逐步得心应手。事实证明我当初的决定是正确的，那时只有薛小玲理事长（兼职）和我实施无纸化办公，我们完成大量的文字台账和文件的上行下达，改变了护理学会的传统管理模式，实行扁平化和网格化管理，节时高效，提升了管理水平。为了完善护理学会台账管理，保证信息连续性、完整性，我陆续撰写了"苏州市护理学会历史沿革""江苏护理三十年发展巨变"等文稿。

在我连续三届担任护理学会职务期内，本着护理学会宗旨及服务理念，在薛小玲理事长的带领下与全体护理学会成员的共同努力下，积极发展会员，综合管理，营造"护士之家"氛围，得到广大会员的认可与好评。会员数量从 2002 年的两千多名增加至 2019 年的两万多名，覆盖全市各层级医疗护理机构、民营养老机构，成为苏州市科学技术协会系统中最大的群团组织。我在护理学科建设、人才培养及公益性服务方面做了大量工作，有效地发挥了护理学会的优势。护理学会连续多年被市科协、民政局评为先进学会、优秀科技社团，通过了社会组织等级评估。

我还参加了相关志愿公益活动。为配合苏州市卫健委解决陪护难题，满足社会需求，我们组织与培训医院护工与养老护理员，编制教学大纲与通俗易懂的课本教材，注重操作实训。2004 年，护理学会最早与苏州市社会福利院签订援助协议，全面开展基层专项帮扶（静疗、伤口造口、糖尿病、心血管等）、科普宣传等。

我成长的道路不是一帆风顺的，岗位与角色的改变导致畏难情绪经常出现，但实践告诉我"义无反顾"是勇气的来源，持之以恒地学习是战胜困难的底气，我幸运的是一路有良师相伴，一生有益友同行，感恩！

三、我的护理观

护理行业的发展前景可期，社会对护理的偏见也逐步在改变。护士多重角色的优势正在逐渐展现，如人力资源的配置、工作环境、学习培训、福利待遇改善与提高。随着社会对医院服务质量提出新要求，护士必须提升临床工作的综合能力，达到专业护理照护水平。

目前护理界存在一些问题。

① 目前医院新护士人数剧增，存在培训不足、师资队伍不健全，忽视护理人才队伍的建设。

② 护理服务意识比较淡薄。

③ 重技术操作，轻基础护理，尤其是生活护理。

四、学术成果及已获荣誉

（一）学术成果

1. 图书

[1] 王美德，安之璧. 现代护理学辞典 [M]. 南京：江苏科学技术出版社，1992.（参编）

[2] 李霞安. 新编护理手册 [M]. 北京：北京科学技术出版社，1993.（参编）

[3] 方慧麟，薛小玲. 护理目标教学临床实习指南 [M]. 北京：中国医药科技出版社，1998.（副主编）

［4］李梦樱. 外科护理学［M］. 北京：人民卫生出版社，2005.（参编）

［5］薛小玲，牛德群. 护理管理学［M］. 南京：东南大学出版社，2002.（副主编）

2. 论文

［1］孙志敏，薛小玲. 制订围手术期手术室护理工作标准的探讨［J］. 护士进修杂志，1999（12）：16 – 17.

［2］孙志敏，薛小玲. 以病人满意率评价护理质量的实践探讨［J］. 护士进修杂志，2001，（11）：818 – 819.

［3］薛小玲，刘慧，景秀琛，等. 3 种评估表预测压疮效果的比较研究［J］. 中华护理杂志，2004（04）：4 – 6.

［4］薛小玲，景秀琛，钮美娥，等. 护理临床教学目标设计与应用［J］. 现代护理，2004（11）：981 – 982.

［5］薛小玲，孙志敏，景秀琛. 居民对社区健康学校需求情况的调查分析［J］. 护理管理杂志，2005（05）：19 – 21.

（二）已获荣誉

1989 年、1996 年获苏州医学院附属第一医院"白求恩杯"先进个人；

2000 年、2001 年获苏州大学附属第一医院"白求恩杯"先进个人；

1992 年、1993 年获苏州市自然科学优秀学术论文二等奖；

1998 年、1999 年获苏州市自然科学优秀学术论文三等奖；

1999 年获苏州医学院周氏医学教育科研基金奖；

2000 年《护理目标教学的研究与实践》获苏州大学优秀教学成果一等奖；

2001 年获苏州大学附属第一医院优秀工会干部、苏州市教育工会女职工委员会先进个人；

2002 年获江苏省教育系统优秀工会工作者、苏州市女教职工先进工作者；

2003 年获全国第三届科技活动周暨江苏省第十五届科普宣传先进个人；

2004 年获苏州市科协、经贸委、人事局、劳动和社会保障局颁发的科技进步"双杯奖"；

2004 年获江苏省科技协会第六届"江苏省优秀科技工作者"；

2005 年被江苏省护理学会评为优秀学会工作者；

2012 年被苏州市卫生局授予苏州市护理工作"突出贡献奖"；

2019 年被苏州市护理学会授予"卓越学会工作者"称号。

贾亚平女士访谈录

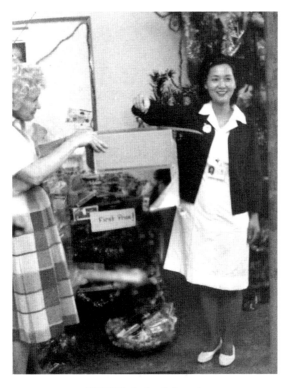

贾亚平女士（右一）

人物基本情况介绍

贾亚平，女，1952 年出生，中共党员，苏州市立医院东区原护理部主任、苏州市第七届党代会代表。先后毕业于南京医学院高级护理进修班、上海第二医科大学护理学专业本科。作为访问学者前往澳大利亚潘契医院进行学术交流。曾先后担任苏州市护理学会理事、常务理事、副理事长，江苏省护理学会理事、常务理事、护理科普主任委员，多次组织全省护理科普学术会议。曾被聘为苏州卫生职业技术学院护理专业客座教师，多次受邀参加护理大专教育、边远地区护理专科教育、本科护理教育等课程设置与教材编写的研讨。多次受邀参加苏州卫校护理实习带教经验交流，多次参加苏州市卫生局组织的年终护理工作评审检查与各级医院评审。

访谈人员组成

口 述 者

贾亚平

采 访 者

郝素娟：苏州市立医院东区肿瘤内科护士

整 理 者

张露心：苏州大学苏州医学院护理学院 2022 级研究生

王方星：苏州大学苏州医学院护理学院教师

采访时间

2021 年 10 月 9 日

采访地点

苏州市立医院东区会议室颖悟厅

采访前记

2021 年，在苏州大学苏州医学院护理学院李惠玲老师的指导下，我采访了苏州市立医院东区原护理部主任贾亚平老师。贾主任的人生履历以及她的护理观都是非常宝贵的学习资源。

一、人生故事

（一）学习成长

我生长于一个军人家庭，我有两个妹妹和一个弟弟。1959 年，父亲被派往西藏工作，我被送到当时的原南京军区卫岗小学就读（寄宿）1～2 年级。1962 年 4 月，母亲也到西藏工作，我们姐弟四人又分别转学，当时我正在读小学三年级。

父母每隔两年从西藏回成都探亲，看望我们一次，因为我们没有自己家的房子，他们回来探亲就住在成都市的一处招待所。父母回成都探亲的这段时间是我们小时候最快乐的日子。父亲在西藏工作五年后转业。后来我们一家人到了苏州，有了安定的家，苏州就成了我们的故乡。

我曾就读的原南京军区卫岗小学（1—2 年级）和成都八

一学校是两所教学条件和教学质量都相当好的学校。我到苏州时已经是小学六年级，考初中时还考上了当时市里最好的中学——江苏师范学院附属中学（现在的苏州第十中学）。

1965年9月，迈入中学的大门，正值青春年华、努力学习的时候，一场突如其来的"文革"打乱了我的学业，导致我连初中的学业都没有完成，实属人生一大憾事。

1969年4月，苏州市初中68届与高中68届的全体学生下乡到了江苏生产建设兵团（原江苏农垦局各农场）。我所在的农场在响水县黄海农场，响水县是当时苏北最穷的一个县，农场距离海边几十公里路，一眼望去是白花花的盐碱地和青红相间的青蒿草。

我在中学时曾担任学校广播站的广播员，而在我到农场的第一个晚上，被农场（当时称团部）领导叫去做广播宣传。当时农场有线广播设备较落后，有些偏远的连队没有广播，于是团部安排了一辆小卡车，车上安装了半导体扩音设备与高音喇叭。我每天坐在卡车上对着扩音设备读报纸，到各个连队做宣传，尽管设施很简陋，估计大家也记不住具体的内容，但是那时能够让大家尽可能了解外界的消息，自然比一无所知要好得多。后来我就被留到团部参加广播站的建设工作，到各个连队架设广播线，安装高音喇叭，跟电工们一起爬电线杆、上屋顶，后来成了团部的播音员，在农忙时要挑着扁担，一头是广播喇叭，一头是扩音器。一天走几十里地到连队田间地头去做宣传，岁月匆匆一晃，我在农场竟然摸爬滚打了四年半。

1973年11月，到农场近五年后，经多次申请，终于得到领导批准，同意我进入淮阴卫生学校学习，专业是妇产医生班，我们这一届的学生是"文革"后招的学生，都有着"上山下乡"又返校的学习经历。我们都十分珍惜这个来之不易的机会，对知识都有着深深的敬意。农村的艰苦生活，让我们似乎没有对学习需要付出辛勤努力的恐惧，学校老师们也评价我们这届学生是他们教学生涯中遇到的最刻苦勤奋的学生。

学校的老师也给我留下了很深的印象，校长是中华人民共和国成立后就上任的老校长，他为了把瘫痪的学校筹建起来，花了很大的精力。学校的老师很多都是省、市大医院下放到农村的医生，有的是名校七年制本硕连读的高材生。我们当时用的教材是"文革"后编印的，老师们考虑到我们以后要面向农村、面向基层，独立处理患者的问题，担心教材不能满足需要，经常给我们加课，尽心尽力把理论基础知识和丰富的实践经验传授给我们。几十年后，当我们同学再次相聚，大多数同学已经成为所在单位的业务骨干，有相当多的同学成了三级医院的妇产科主任，还有的成为基层医院的领导，这一切与学校当时的教学环境、老师的谆谆教诲密不可分。

1980年6月至1982年6月，我在南京医学院高级护理进修班（高护班）学习，这是中华人民共和国成立后举办的第一届高级护理进修班，是一期两年制大专学历的高级护理进修班。

1990年8月到1991年8月，我还有幸到澳大利亚潘契医院进行访问学习。

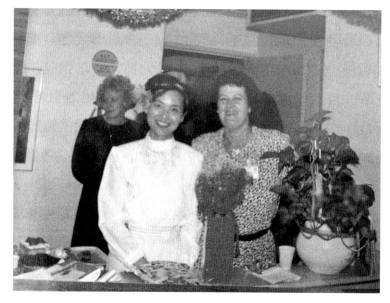

澳大利亚潘契医院访问学习（左二为贾亚平）

（二）工作经历

1975 年 12 月，怀着对新工作的憧憬，我来到苏州专区医院（后更名为苏州四院，现在为苏州市立医院）工作。

医院在"文革"期间被解散，1975 年年初，由苏州地区负责重建，我们因这个机缘来到了这所医院。刚进医院时，医院只有一个二层的门诊、一个急诊抢救室和一个手术室。只有十多张留观病床，有两个病区，一个是内、儿科，另一个是外、妇科。医院基本处于筹备状态，但因为医院重视人才引进，很快成为了仅次于苏州医学院附属第一医院的综合性医院。苏州地区下辖各县区有大量患者转到苏州专区医院就诊。入院后我因妇产医生专业的关系，就转到外、妇科病房从事护理工作了。由于学校学习的内容与实习的内容主要是与产科医生相关的，因此对护理工作流程与一些手术操作不熟悉，但我努力地向老同志学习，并把工作流程写成小卡片放在口袋里提醒自己。

1976 年 2 月至 1976 年 8 月，我作为地区医院重建后首批下乡巡回医疗队的成员，到常熟县的白茆乡巡回医疗。7 月份正准备从白茆乡返回苏州的前一晚，唐山发生了大地震。我们在白茆乡医院多待了几天，协助搭建户外病房，安顿好患者后才撤离。回到医院后，我们这些年轻的医护队员作为支援唐山医疗队的后备队伍，在医院病房住了一个星期，时刻准备出发赴唐山支援。然而，最后唐山医疗救援的任务全权交给了苏州医学院附属第一医院，我们当时都感到挺遗憾。1977 年，医院成立妇产科，我就回到妇产科担任助产师。

1982 年 6 月，我从高护班回院后先在外科病区任护士（当时分科不细，该病区包括神经外科、泌尿外科、胸外科），并担任过带教老师。后来调到内科病区任护士（该病区包括神经内科、消化内科），后来晋升为副护士长，最后成为护士长。

1984 年 10 月，我被聘为医务科副主任，分管护理工作（当时将护理部职能科室取消，合并到医务科，医务科主任分管医疗）。

1986 年恢复护理部后至 2005 年 4 月，我先后任护理部副主任、主任的职务，其中 1998 年 10 月到 1999 年 8 月期间，我在苏州市卫生局医政处挂职，协助管理全市护理工作，期间，完成了《对全市一级以上医院贯彻国务院护理管理办法情况的调查报告》，策划了以"苏州市护理工作五十年发展与成就"为主题的"5·12"国际护士节庆祝活动，负责收集资料与组织稿件，庆祝活动取得了很好的效果。

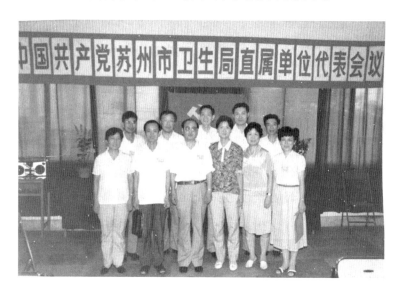

苏州市卫生局医政处挂职参会照（第一排右三为贾亚平）

1995年10月至11月，我作为护理专家组成员参加江苏省卫生厅等级医院第一周期评审，在评审期间，我参与了苏北地区十多家二级医院的评审工作。我曾作为苏州市科学技术协会（以下简称科协）会员、苏州市科技工作者协会会员，协助科协开展大量科普活动，完成科协指定任务。1999年7月，科协将接待香港那打素护理学院来内地交流学习的任务交给我们医院，我与科协有关部门充分沟通，做了细致安排，出色地完成了任务。此外，我还有幸被推荐为卫生局直属单位党代会代表以及苏州市第七次党代会代表。这为我提供了更多参与党代会工作的机会。

2005年4月至2009年12月，我担任苏州市立医院东区后勤保障部主任。2010年至2012年12月，我协助管理苏州市立医院本部生殖医学中心实验室工作。在护理部工作期间，我曾任医院工会女职工委员会主任；曾任苏州市护理学会理事、常务理事、副理事长；曾任江苏省护理学会理事、常务理事、护理科普主任委员，多次组织全省护理科普学术会议。我被聘为苏州卫生职业技术学院护理专业客座教师，多次受邀参加护理大专教育、边远地区护理专科教育以及本科护理教育等课程设置与教材编写的研讨；多次受邀参加苏州卫校护理实习带教经验交流，多次参加苏州市卫生局组织的年终护理工作评审与各级医院评审工作。我还多次到二级医院讲课，并在医院评审期间帮助二级医院理解并落实相关细则。早期接收常熟白茆乡、吴县通安乡医院护士来院进修学习，赴医院提供指导帮助。

在医院工作期间，我主要承担以下三方面的工作。

第一，建立健全规章制度。从 1980 年开始建立示范病区，开展文明医院建设，逐步推广责任制护理。在 20 世纪 90 年代深入开展整体护理、等级医院评审，不断建立健全完善护理管理制度。

第二，强化专业素质管理。① 推进护士长队伍建设，建立护士长手册，树立管理意识，明确护士长职责，对护士长选拔要求有足够的专科护理经历。② 及时修订完善专科疾病护理常规，跟进新技术和新业务的开展，减少护理盲区，保证护理质量。③ 提出专科护士思路，各病区人力配备上要有一定比例的青年护士，保证专科护理质量。制定专科护士制度，拓宽护士的自我发展路径，增加护士职业成就感。尽管落实效果与理想有差距，但苏州市在全市范围内率先开办了

"ICU 重症监护专科护士培训班"。④ 建立科学规范的制度，包括第一年见习期护士带教，五年内护士规范化培训，减少带教中的随意性、盲目性。⑤ 营造学术研讨氛围，除了请院内外专家讲课外，还要求定期分享专科新技术、疑难重症病护理经验，开展读书报告或论文交流、专科护理讲座，尤其注重护士长讲课能力的锻炼。⑥ 实习护士带教方面，在不断改进中专带教的同时，用足用好护理大专教育、本科教育方兴未艾的大好条件。

第三，加强质量管理。秉持管理就是维护，保持不断改进质量的理念，把质量管理作为护理部的重要职责，建立管理组织，修订质量标准，丰富质量管理形式，建立全员质量意识，落实质量标准。将护理质量管理渗透到护理管理的每一个角落，要有一批志同道合的同志，要有一支精诚团结的队伍，面对任重道远的工作，要有一颗不畏困难的恒心，要有一个追求完美、坚韧不拔的心态。

二、相关的人或事

前辈们对护理工作发自内心的尊重与自豪让我深受感动。刚进医院时，正值医院重建时期，很多 20 世纪 50 年代从事护理工作的前辈们被下放到农村后又返回医院，下乡时她们正年富力强，还有养家糊口的责任，但在农村艰苦的工作环境中没有任何怨言，反而对从事护理工作满怀内心的骄傲。她们认为能在 50 年代考入护理学校是她们的荣誉，她们的坚定信念给了我很大的动力。

前辈们娴熟的护理操作技术、扎实的理论基础、丰富的临床经验、待人处事谦逊的态度给我留下了深刻的印象。例如，医院来了一位急诊腹痛的患者，值班的老护士接诊后很快判断其是急性阑尾炎，并及时向医生报告情况，同时也做好了相应的护理处置，使患者在最短时间内获得治疗，医生们都对这位护士刮目相看。另外，烧伤病房的一位老护士能独当一面地处理好烧伤患者的各种应激状态，展现出十分用心的专业态度与敬业精神，赢得了医生们的尊重。还有一位内科护士长在培训年轻护士技能时，精心设计了一系列操作任务，有意把临床常见的一些不规范操作隐藏其中，然后让年轻护士们对她的操作进行评估，从而起到很好的启发和教育作用。值得一提的是，原护理部老主任周月英被下放到农村时已年过五旬，但她不畏困难，依然主动参加病区一线的护理工作、轮值班。医院恢复重建时，肖伯宣院长在引进医生人才的同时，坚持要将周主任调回医院护理部，可见院长对护理工作的重视。周主任退居二线后，致力于年轻护士的传帮带，为他们出主意、提建议，对工作极其负责，从不计较个人得失。

三、我的护理观

（1）我们这一代护理管理面临的最主要的困难是护理人力资源的管理。护理人力相对不足，缺乏科学评估患者护理时间的工具，缺乏科学安排护理人力的规章制度。此外，护理人员对自身发展的认识与发展途径也相对有限，这些都影响了护理队伍的发展和提高。然而，现在局面已有很大的改变，逐渐呈现良性趋势。护理技能、护理理论和专科护理知识有了长足发展，并且能很快成为护士的自觉行为；而对患者的服务意识、服务行为相对被动。这次新型冠状病毒感染患者的护理工作充分阐释与展现了护理工作的价值与社会意义。

（2）在我看来，护士不是简单的"操作工"，面对患者的护士不能仅仅停留在简单操作层面，而是需要具备大量专业技能的支撑。希望广大护士结合自身工作经验，坚持专业技能的学习，更好地帮助患者，在工作中努力提升自己。

四、学术成果及已获荣誉

（一）学术成果

论文

[1] 贾亚平，江敬铭. 胰岛素注射方法研究近况 [J]. 中华护理杂志，1994（11）：683–685.

[2] 贾亚平. 糖尿病腹部注射胰岛素的优越性 [J]. 苏州医学杂志，1994（1）：16–17.

[3] 贾亚平. 澳大利亚潘契医院感染管理工作介绍 [J]. 江苏卫生事业管理杂志，1995（5）：276–277.

[4] 贾亚平，周云珍，杨菊英，等. 医务人员静脉穿刺手污染及洁消净毛巾擦手消毒效果的调查 [J]. 齐鲁护理杂志，1997（5）：53–54.

［5］贾亚平，杨菊英，张明. 护士长整体综合能力的调查与探讨［J］. 黑龙江护理杂志，1998（4）：33 – 34.

［6］贾亚平，杨菊英，张明. 医院护士长整体综合能力调查［J］. 苏州医学院学报，1998（5）：486 – 487.

［7］贾亚平，梅荷珍. 入院护理评估表的改进与比较研究［J］. 吉林医学杂志，2005（11）：1139 – 1140.

［8］贾亚平，陶利群，杨菊英，等. 本科护生临床实习双语教学的实践与体会［J］. 现代护理杂志，2006（29）：2833 – 2835.

（二）已获荣誉

1996 年获苏州市自然科学优秀学术论文二等奖。

程鈔女士访谈录

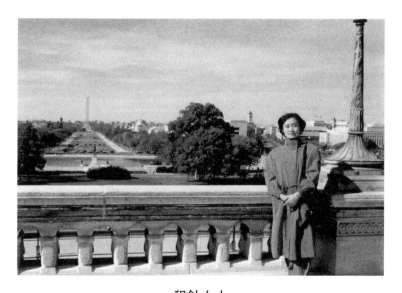

程鈔女士

人物基本情况介绍

　　程钗，女，1955年出生，中共党员，南京医学院高级护理进修班1980级学员。苏州市立医院原护理部主任、苏州市护理质控中心首任主任，苏州市第十一届、第十二届政协委员。此外，还担任过江苏省护理学会常务理事、内科护理专业委员会副主委，苏州市护理学会副理事长、内科护理专业委员会主委等职务。其一生投身于护理事业，为我国医疗卫生事业的发展做出了重要的贡献。

访谈人员组成

口 述 者

程　钗

采 访 者

蒋　玲：苏州市立医院护理部主任

整 理 者

蒋　玲：苏州市立医院护理部主任

王方星：苏州大学苏州医学院护理学院教师

刘明赛：苏州大学苏州医学院护理学院2023级研究生

采访时间

2022年6月22日上午

苏州市立医院 1 号楼 6 楼小会议室

本次访谈，我们采用程钐主任自撰的笔记与我们访谈录音相结合的方式进行。

一、人生故事

（一）学习成长

1980 年，南京医学院高级护理进修班开始招生。该进修班招生入学考试包括笔试和面试两个部分。笔试的内容涵盖范围很广，包括数学、物理、化学、语文、医学综合、英语等。同时在考试名额和招生人数上也做了限定，全国范围内共有 120 个考试名额，择优录取，最终只招收 40 名学生。

苏州地区仅有 2 个考试名额，起初以为会有很多人竞争这个名额，但因为入学考试科目有数学、物理、化学和英语等，很多人都没有勇气去尝试，默默地放弃了。所以名额分到下面之后，报名的人很少，甚至可能出现名额退回的情况。苏州市立医院院长阎福忠听说了这件事情，觉得轻易放弃这两个名额实在是可惜，于是他找到了我，询问我的意愿。他问道："南医要筹办高级护理进修班，学生们必须参加入学考试，你敢去考吗？"我毫不犹豫地回答说："我敢！当然敢！"看着我信心满满的样子，阎院长就为医院争取了一个考试名额。

拿到名额之后，我每天认真学习，争取每一分每一秒的时间。很快，考试结束了，我以第一名的成绩成功被南医高护班录取。这在当时可谓是一大喜讯。据说当年徐州卫生局为了庆祝，举行了欢送会，送高护班录取者去火车站。我也非常珍惜这次学习的机会，如果当时我认为自己年轻、资历浅，放弃推荐入学，那可能就无缘南医了。

在校期间，我全心投入学习，课前认真预习，课后认真复习，就连周末也都待在教室里看书学习。因为要在两年内完成大专学历规定的所有课程，时间非常紧迫，所以课程就被安排得满满当当。在这种紧张的课程安排下，学习氛围也异常紧张。为了不落后，同学们个个都拼命学习，恨不得不吃不睡来学习。白天，大家认真上课学习，晚上把学过的知识复习之后再开始预习新知识，周而复始，丝毫不敢懈怠。那时候，我们将心思全都投在学习上，很少有空闲时间去街上闲逛。班里的同学大部分都不是南京人，尽管对南京文化、风景等充满了好奇与渴望，但是每个人都忍耐着，没有人舍得浪费一点点学习时间去尽情地游览一番。每个人都牢牢抓住这来之不易的机会。

在南医，同学们的大部分时间都是在教室里度过的。大家捧着书静静地阅读，不知不觉地轻轻读出了声音。尽管每一个人试图压低自己的声音，但是由于人数众多，教室里就响起了一片"嗡嗡声"。

上级领导重视对高护班的培养，聘请的教师都是在教学上有着自己独到方法的专业老师。给高护班讲授解剖学的是姚老师，虽然他的腿有点残疾，年纪也很大了，但教学非常认真。他上课最喜欢的一件事就是提问，并且是逐个提问，一个学生也不放过，所以没有谁敢心存侥幸，试图蒙混过关。因此，对待解剖课，大家都老老实实地在课前认真预习，课后认真复习，牢牢地记住每一个知识点。当时，我对解剖课非常恐惧，一看到人体结构就害怕，更别说还要记那么多学习内容，所以每次上课前，我都非常紧张，生怕被问到自己不会的问题。好在姚老师教学很有方法，我这门课学得还不错，渐渐地克服了自己对解剖课的恐惧。最后的解剖考试，我把 60 道填空题全部都答对了。所学的这些知识对之后的护理工作起到了非常大的帮助。

医用化学老师是为数不多的一位男老师。他长得很帅气，说话、讲课都非常幽默，所以大家都喜欢听他的课。医用化学这门课，我学得很扎实，成绩也比较突出。有一次医用化学考试，老师故意设置了一个小陷阱，如果不认真思考，很容易就会掉进陷阱，班里大部分同学都被老师给难住了，只有我和另外一位同学识破了这个陷阱，答对了问题。

消化内科的老师是一位十分严肃的老师，他当时是江苏省工人医院消化内科的主任。之所以说老师严肃，一方面，是因为他上课时不苟言笑；另一方面，是因为他每次上课都会穿一件隔离衣。我当时坐在第一排，总是仰着头听老师讲课。这位老师讲课很有意思，经常会用比喻的方式来表达自己的思想。有一次讲消化器官，说到了胃部时，他很气愤地说有些人不拿自己的胃当回事，肆无忌惮地摧残它，把它当成饭桶、酒桶、烟桶、痰桶、垃圾桶。这句话引得大家笑了起来，同时也深深地记住了胃部这个消化器官。这个比喻给我留下了深刻的印象，至今回忆起来仍心生笑意。每当身边有人不珍惜自己的胃，暴饮暴食，我就会把老师的这句话搬出来，惹得大家发笑。

（二）工作经历

从南京医学院毕业之后，我到了苏州市立医院工作。从1983年到1998年，我的工作经历不断地变化，从科室护士长升至总护士长，随后又担任护理部副主任。1998年，又升任护理部主任。这种职位的不断变化一方面归功于自己的努力，另一方面也受益于在南医的进修。在南医学习了两年之后，我的基础愈加扎实，对英语也产生了浓厚的兴趣，毕业之后，也没有停止学习。凭借这样的基础，1990年，医院派遣第一批人员到国外进修，我被选中参加。这一次，去的是澳大利亚友好医院，学习了护理管理、重症监护和护理教育等方面的知识。进修结束后，我将所学的国外先进护理知识应用在实际工作中。1998年，在江苏省护理学会原理事长袁雪（1980级高护班班主任）的推荐下，再经层层选拔，我有幸获得了去美国研修的学习机会。在纽约护理学院，我认真学习，凭借自己扎实的基础和勤奋的努力很顺利地完成了护理研究生选修课程的学习。2005年，我顺利完成了专升本学业，也就是在这一年，我晋升为主任护师。

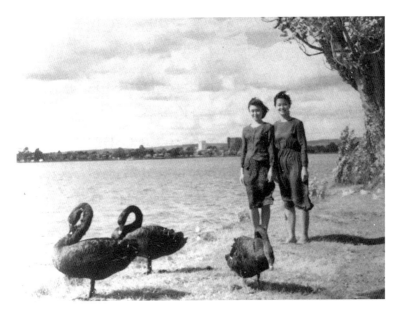

澳大利亚友好医院进修（左：程钗，右：贾亚平）

护理管理是一个涉及多个方面的系统工程，护理质量是医院医疗水平的重要体现。在业务上，要精益求精，不断追求自身素质的提高；在管理上，要求实创新，使全院护理质量不断迈上新的台阶，在平凡的护理工作岗位上，默默奋斗和奉献。我们坚持以人员管理为根本，以质量管理为核心，以技术管理为重点，以组织管理为保证，进一步建立健全全院各项护理管理制度，制定专科护理轮转培训标准，规范门、急诊患者，住院患者的接待管理，使护理工作走上制度化和科学化轨道，提高管理水平和工作效率。我作为护理带头人，须做到身教重于言教，特别注重护理队伍的思想素质和职业道德建设，开办护理管理研讨班，关心和支持护士长工作，帮助解决工作中的难题。我热衷于培养年轻护士，举办青年护士读书报告会，加强病区护理骨干的配备和培训，培养了一支具有科学管理水平的护理骨干队伍。我平时十分注重护士的在职教育和岗前培训，坚持"三基"训练常备不懈，举办新知识系列讲座、护理文件书写研讨会，同时采取讲课、轮训、现场交流、选送学习、进修等各种形式来提高护理人员的素质。一分耕耘，一分收获，在2000年全国护士执业考试中，我们的团队再次获得苏州市总分第一，个人第一、第二名的好成绩。同时，我积极鼓励护士撰写护理论文，支持护士自学考试，因此全院18%的护士获得了大专文凭。我经常教育护士牢固树立"质量第一"的观念，开展"护理安全大家谈"的座谈会，要求护士严格履行岗位职责，执行操作规程，对违纪、违规的护士进行批评教育、分析原因、找出差距、提出改进措施，不断提高团队的护理质量。

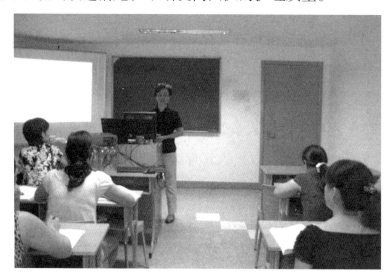

护理专科护士培训班

苏州市立医院是苏州市护理质量控制中心首家轮值单位，在2007—2008年，我担任首届质控中心主任。在两年任期内，我结合护理专业特点、质控现状和质控要求，研究制订了质控总体规划和年度工作计划，对全市各级医院护理质量进行调研、指导、评价，实行全面质量管理，促进护理质量持续改进，提升了苏州地区护理质量水平。

我作为江苏省、苏州市护理学会内科护理专业委员会副主委和主委，多年来协助学会组织各种会议及专业学术讲座，参加省市护理质量检查。随着个人职务的不断变化，我还担任过苏州市第十一届、第十二届政协委员，江苏省护理学会常务理事，苏州市护理学会副理事长。

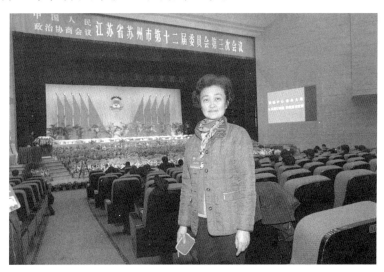

苏州市第十二届政协会议留影

二、相关的人或事

当时1980级这个班的同学们大部分年龄都很大了，家里有老人需要照顾，还有孩子需要养育，处处都是难舍的牵挂。只有贾亚平、薛小玲、顾沛和我相对年轻，我们要么刚结婚不久，还没有孩子，要么就还未结婚。但是在班级里大家充满了活力和朝气。开班会的时候，为了活跃气氛，大家都展示了各自的特长技能。我擅长唱歌，尤其善于模仿歌星，于是大班长李淑嘉提议我给大家唱首歌。当时，电影《归心似箭》正在热播，于是我就唱了它的插曲《雁南飞》。一曲歌罢，每一个人的眼眶都泛红，这首歌唱出了所有人的心声，勾起了同学们对家的无限思念。尤其是那些已经做了妈妈的同学，每一个人都产生了心如箭般地归家的渴望——"今日去，已盼春来归"。

有些同学的夫妻关系很好，令很多人都羡慕不已。比如，来自成都的谭友秀，她因为年龄较大，普通话不太流利，总是用四川话跟大家交流，于是同学们就打趣地称她为"老四川"，她也很乐意地接受了这个称呼。她的老公是位帅哥，一副玉树临风的样子，而且特别疼爱她。那时候学习任务紧，同学们基本没有回家的时间，谭友秀的老公只要有时间就会不辞辛苦来看望她。不仅如此，她的老公还隔三岔五地给她寄一些包裹，里面满满当当塞的都是好吃的，生怕自己老婆会在学校饿着肚子。不过，谭友秀是个超级大方的人，从来不会独享这些美食，每当收到美食时，她就会在宿舍的走廊里大声吆喝，就像开饭的大师傅一样，然后把吃的分发到各个房间。此外，同宿舍的朱克超也有一位超级好老公。她的老公知道她爱吃家里做的红烧肉，每次来南京看她，都会背一个特大号的砂锅，里面装满香喷喷的红烧肉，当然，她也会跟大家一起分享，那味道我至今都十分想念，每每念及，垂涎三尺。

那个时候，我在班里的年龄算是小的，所以在同学们眼里，就是个小妹妹，大家日常对我格外关照。同学老戴知道我喜欢看表演，就拜托他在江苏省体委工作的哥哥帮忙购买了五台山体育馆的演出票。五台山体育馆可是江苏省最大的体育馆，这里经常会举办各种演出。相比于南京这个省会城市，苏州平时并没有观看这么好看的演出的机会。每当买到演出票，我都会兴高采烈地去看演出。我记忆最为深刻的是著名歌唱家朱逢博在体育馆开演唱会，还有中央芭蕾舞剧团的演出，著名芭蕾舞演员白淑湘是"天鹅湖"的领舞。我每次都看得非常尽兴，现在回想起来，仍对老戴同学的关心和照顾心存感激。

三、我的护理观

经过两年的系统学习，我顺利完成了大专学历规定的所有课程。如果有人问在南医高护班学习的两年对我有什么影响，我会毫不犹豫地回答说："南医让我的思想更加坚定。"当初还是一个小女孩的时候，我十分渴望精彩的人生，所以并不安心从事护理工作，一直想要尝试其他行业。可是我在上了南医高护班，学习了先进的护理理论，视野更加开阔后，反而深刻认识到护理事业的重要意义。似乎在一瞬间意识到，原来自己从事的行业有很广阔的前景，还有很多未知的东西需要有人去开创、去深掘。另外，我也从自己的恩师们身上看到了护理从业者的伟大，他们勤奋执教、一丝不苟的态度深深地震撼了我，于是我的专业思想不断得到巩固，不再有其他的想法了。可以说是南医让我的护理信念更加坚定，这才成就了我的护理事业。

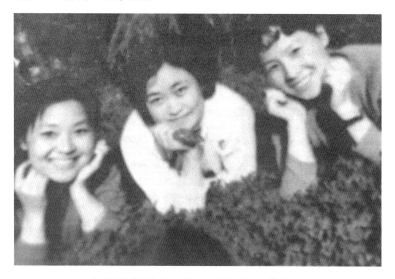

南京医学院高级护理进修班同学合照
（左：贾亚平，中：程釰，右：薛小玲）

护士的工作基础在临床，只要基础够扎实，到哪个岗位上都可以游刃有余地应对挑战。

四、学术成果及已获荣誉

（一）学术成果

论文

［1］程釰. 美国医院见闻录［J］. 当代护士，2001（2）：37 - 38.

［2］程釰，冯世萍，卢萍，等. HIS 中护理信息系统的开发与应用［J］. 江苏卫生事业管理，2002（4）：45 - 46.

［3］程钤. 新型静脉输液用具的推行与管理［J］. 现代护理, 2002 （12）: 948.

［4］程钤. 护理人员排班改革思路的实践与探讨［J］. 现代护理, 2003 （12）: 957－958.

［5］程钤, 薛健辉, 冯世萍, 等. 护理人员继续教育学分纪实卡的制作与应用［J］. 现代护理, 2004 （10）: 938.

［6］殷桂霞, 薛小玲, 孙志敏, 等. 苏州市医疗机构护理人员配置的调查、分析及管理对策［J］. 江苏卫生事业管理, 2004 （01）: 37－39.

［7］顾勤华, 程钤. 死亡病历中护理文书存在问题与管理对策［J］. 中国现代医药杂志, 2008 （11）: 114－115.

［8］冯世萍, 程钤, 周月琴. 情景演练在急救护理操作技能培训中的应用［J］. 当代护士, 2014 （4）: 172－173.

（二）已获荣誉

2000 年获苏州市第二人民医院三等功。

程钤女士访谈录

凌九人女士访谈录

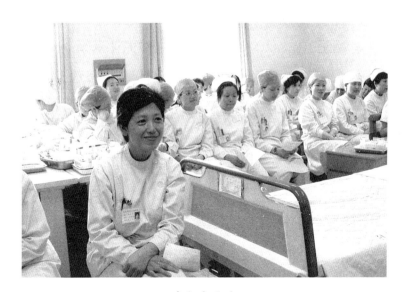

凌九人女士

人物基本情况介绍

凌九人，女，中共党员，1955 年出生。她曾先后担任苏州市立医院北区消化科护士长、大内科护士长、护理部主任、门诊主任、综合办主任。1976 年，参加唐山大地震医疗救援；1998 年，参加水灾救援工作；1999 年，获"苏州市名护士"荣誉称号；2003 年，参加"非典"一线抗疫救援工作。2002—2006 年期间担任苏州市护理学会第六届理事会副秘书长；2006- 2014 年，在苏州市立医院本部期间主要从事临床教学管理工作；2014—2020 年，在退休返聘期间主要从事苏州市立医院北区临床教学管理工作和院史整理工作。

访谈人员组成

口 述 者

凌九人

采 访 者

林依青：苏州市立医院北区护理部干事

整 理 者

林依青：苏州市立医院北区护理部干事

王方星：苏州大学苏州医学院护理学院教师

刘明赛：苏州大学苏州医学院护理学院 2023 级研究生

2021 年春

苏州市立医院北区枫杨小筑

为迎接 2021 年"5·12"国际护士节，采访医院护理老前辈。

一、人生故事

（一）学习成长

我从小和外婆与我的兄弟姐妹们在苏州生活，父母都在上海工作。从小主要接受的教育就是家庭教育，而外婆对我的心理和性格影响是最深的。我的外婆如果生活在现在，绝对可以称得上是劳动模范，她老人家勤劳质朴，崇尚艰苦奋斗。我从小深受外婆的影响，也继承了外婆的这些优良品格。

1971—1974 年，我在苏州卫生学校接受护理中专教育。那个年代，苏州卫生学校是 3 年制的教育模式——1 年理论学习加 2 年临床实践。我们作为护士生，上午全在苏州三院病房、中西药房等岗位跟着医院的带教老师和临床科室老师学习，我们什么都要干，不只是护理工作，还包括打水、拖地、冲厕所等各种杂务。

以前夏天天气炎热，没有电器设备，科室只有一个电扇，但这个电扇还是用来给患者做治疗的，护士们经常因为炎热而出汗，甚至湿透护士帽。1974 年，我入职苏州三院从事临床护理工作，跟着临床带教老师学习，他们分享经验给我，教我掌握临床护理技术。我印象特别深刻的一点是要学会多观察，因为一个合格的护士就是要保持眼观六路，耳听八方。

后来恢复高考，我开始自学，没有老师可找，我选择向患者学习请教。一位肝硬化的患者成为了我的文化课老师，而另一名尿毒症患者则成为了我的英语老师，他们都给我留下了深刻的印象。为了能晚上去老师家中学习文化课，我常常和同事换班，用中班换别人的夜班，以此来争取晚上的学习时间。虽然很辛苦，但好在都坚持下来了。1980 年，我参加了南京医学院也就是现在的南京医科大学的大专教育，并于 1982 年 6 月毕业。

我是第一届南京医学院高级护理进修班（高护班）的学生，也是在那时首次学习了护理心理学、护理教育学和国外的先进护理理念，并且第一次接触到"责任制护理"的概念。后来，我被分配到南京鼓楼医院实习了半年。我学过诊断学，因此要撰写大病历。后期进修机会很少，我就主要从事护理管理、行政管理的工作。

回到医院后，我主要从事的临床护理工作以内科为主，外科的工作做得相对较少。在我看来，内科患者病情复杂，且瞬息万变，所以护士关注的点需要很细，尤其是夜班护士。在我的推动下，医院在静脉高营养治疗和锁骨下穿刺的治疗方面有了一定的发展。

（二）工作经历

在苏州市立医院北区工作期间，我从基层护士做起，先后担任消化科护士长、大内科护士长、护理部主任、门诊主任、综合办主任等职务。

1976 年唐山发生大地震，当地人民伤亡惨重，经济损失巨大。地震过后，人民子弟兵冲在最前线，全国各地组织了医疗队，分期分批参加抗震救灾。苏州市立医院接收地震后转移出来的伤员（具体接收伤员数量已经记不清了），我主要是承担全部伤员的青霉素和普鲁卡因皮试以及基础护理工作。接收伤员时是当天晚上 6 点钟左右，伤员们都是从废墟中救出来的，所以他们看着蓬头垢面，有的伤员甚至只穿了一条裤子。因此，我们首先要给伤员擦洗全身，再换上干净的衣服；食堂提供粥和馒头，对不能自理的伤员要进行喂食；对于情绪激动的伤员要做好情绪的安抚工作；同时为需要手术的伤员做术前准备（皮试、皮肤准备），这些护理工作从晚上 6 点多一直持续到次日早晨 8 点。

1998 年，我参加了水灾救援工作，加入医疗小分队，主要为医院周边社区不能出门的居民提供医疗和药物送达服务，同时发放健康教育处方，预防次生疾病的发生。

2003 年抗击"非典"，按照疾控中心要求，2 天之内要在我们综合性医院建立符合当时治疗及护理 SARS 患者要求的病区，随时做好接收 SARS 疑似病例的准备，并和医务科协同，轮流去公路路口检测进入苏州的外来人员的体温。

工作中的凌九人女士

二、相关的人或事

那个年代，我们都是跟着护理前辈学习，她们慷慨分享自己的经验，帮助我们掌握临床护理技能。同时我们也得到消化内科主任医师郑家驹①等很多专家的帮助，他们提供专业书籍供我们学习，对提高我们的专业素养和技能起到了很大的促进作用。当时和同辈们一起工作，大家都很单纯、团结，科室内气氛和谐。1999 年 10 月 22 日，苏州市首次召开全市卫生科技大会，首批民主评选出的30 位"苏州名医"和6 位"苏州名护士"受到了苏州市人民政府的命名，我有幸

---

① 郑家驹：原苏州市第三人民医院消化内科主任医师、市消化系疾病与营养研究中心主任。1941 年出生于上海，1965 年毕业于南京医学院，曾先后赴美国芝加哥大学和波士顿塔芙茨大学研修与工作，并获得硕士及博士学位。

当选"苏州名护士"，我的事迹被编入《铸造医魂》这本书中。

在学生的培养方面，自从我负责学生带教工作以来，制订了教学带教计划，安排科室带教老师定期结合临床实际给学生上课，我们还组织对重症患者的护理查房和各科室健康小讲座，以提高护理质量。

三、我的护理观

（1）领导的支持是开展护理工作的重点。

（2）护士的沟通技巧是一门艺术，需要主动消除与患者之间的陌生感，注重人文关怀，关注护患之间的矛盾。

（3）未来要注重护理人员的素质培养，加强准入机制建设和规范化管理。这将有助于提高护理人员的专业水平和服务质量，为患者提供更优质的护理服务。

四、学术成果及已获荣誉

（一）学术成果

1. 论文

［1］凌九人，马欣，邹静娟，等. 内科住院患者的人体测量分析［J］. 中华护理杂志，1994（4）：195 – 197.

［2］凌九人，郑家驹. 口服营养补充剂对老年股骨颈骨折恢复的促进作用［J］. 苏州医学杂志，1994（4）：58 – 59.

［3］凌九人，曹文娟. 院内热水瓶塞 HBsAg 监测分析

［J］．苏州医学院学报，1999（4）：393－394．

［4］凌九人，曹文娟，周素娥．灼伤病房物品表面终末消毒效果监测［J］．苏州医学院学报，1999（6）：738－739．

［5］凌九人，曹文娟，金兴中．护理人员行为类型调查分析［J］．山西临床医药，2000（1）：68．

（二）已获荣誉

1999年在全市卫生科技大会上被评选为"苏州名护士"。

附　录

附录一：访谈提纲

访谈对象的基本情况：姓名、性别、年龄、就职情况、政治面貌等。

访谈人员组成：口述者、采访者、整理者、采访时间、采访地点、采访前记。

一、人生故事

（一）学习成长

家庭背景：父母、兄弟姐妹，家庭出身（家庭成长环境对其心理、性格的影响）。

基本教育：小学、中学、大学及研究生阶段学习情况（时间及毕业院校）。护士学校的教育、实习及进修等情况，可以具体访谈当时的课程设置等。

（二）工作经历

早期医院的工作、社会服务等情况。主要的事业成就及突出贡献，在医院（学校）担任过的主要职务，承担过的主要工作，援外及突出的志愿公益活动。

二、相关的人或事

对前辈、同辈的回忆及学生的培养指导。

三、我的护理观

护理前辈们对护理职业的看法、个人的护理观和价值观等。

四、学术成果及已获荣誉

1. 著作、论文。

2. 获得的荣誉。

3. 注意事项包括签署知情同意书、同步录音。

原则上由访谈对象口述，访谈者记录，不需要加入访谈者的观点、判断，访谈之前需要对被访谈者的基本情况有一定的了解，知晓其事业范围，重点围绕这个主题进行访谈。

在受访者愿意的前提下，尽可能地向受访者收集一些相关的文字、图片资料。通常由两个人一同访谈，主访人和记录人两个人分工合作，主访人在访谈时要细心倾听受访者的讲述，随时插进问题提醒受访者的谈话内容和补充遗漏之处。记录人则只负责笔记和对照录音。

记录人将访谈记录整理好后，由主访人审阅，并请受访者过目。

附录二：近代苏州地区护理事业发展简史

我国近代护理学的形成和发展在很大程度上受到西方护理的影响。鸦片战争前后，西方国家的传教士、医生相继而来，在中国开办了医院和学校。1882 年，文恒理在同仁医院中试办护士训练学校，对少数男女学生进行特殊训练，以尽护理之责。中国第一个护士的培养属于个别的实践，而护士培训介绍到中国较为清晰的标志性事件，一般被认为是 1884 年麦克奇尼这位新教护士来华。她在上海西门妇孺医院开始正规地对一批学生进行护士训练。

随着西学东渐的渐次深入，现代护理教育也逐渐蔓延到苏州，国外传教士以医护的身份"藉医传教"过程中，也在有意无意地开展护理培训，苏州护理教育事业也由此开始。伴随着护理教育的逐步传入，一些在当时较为先进的护理理念、护理技术以及护理教育思想和方法也传入中国，对我国护理学的发展和近代护理教育体制建立都具有一定的促进和推动作用。早期的护理教育主要以西方传教士师徒式及教会医院附设护士学校的形式展开。

苏州地区早期的护理教育，是在几所主要的教会医院展开的。清末西方现代医学传入苏州，美国基督教监理公会在苏州开办博习医院，继之有外籍传教士开办的福音、妇孺、更生等医院。民国初年，北京市政府在苏州建立江苏公立医学专门学校和附属医院，原吴县也于 1920 年建县立医院，当时私人开办诊所也日渐增多。随着教会医院获得苏州百姓的信任，医院的业务量增大，进而需要更多的看护工作者。在这种情况下，教会医院开始培训中国护士，培训方式一般是在医院设立附属护士学校。1909 年，监理会女医务传教士何美丽（Mary A. Hood）到苏州天赐庄妇孺医院（Mary Black Hospital）任看护部主任，并在该院创办护士学校。该校是较早向中国护士协会注册的学校之一。护士学校成立后，1913 年举行首届毕业生典礼，三位毕业生毕业。另外，博习医院则由福耳门（Forman）担任看护主任，她也设立护士班。两家医院联合培养护士生，培养周期是三年。当时男女护士生理论课是在一起教学，实践课则是在相邻的医院进行。1915 年 2 月 6 日举行了一次毕业典礼。根据记载，1926 年博习医院护士学校的毕业典礼主要有以下仪式：博习医院乐队奏乐、单人弹奏钢琴、中华医学会常务理事演讲、博习医院院长颁发毕业证书、毕业生（毕业护士有 5 位女同学，分别是陈甫蓉、孔庆诚、王美理、尤佩芬、李淑贞）向南丁格尔画像宣誓、中华护士会副会长伍哲英颁发中华护士会证书。

当时中华护士会副会长伍哲英亲自给毕业生们颁发护士文凭，可见当时苏州地区护士培养已经达到中华护士会的要求，即"欲得护士文凭者，须在本会注册或承认的医院内受到充分训练，年限至少须有三年。本会所规定的课程须一律读完。第一年，初级解剖学、生理学、卫生学、初级细菌学、中国饮食卫生法及烹调法、裹伤法（卷带及三角式绷带、夹板及膏药等之预备）、普通药学、普通毒性及解毒剂、普通护病原理。第二年，内科护病法之学理与实习，循环系、呼吸系、消化系及泌尿系病病症、皮肤及传染病等。外科护病法之学理与实习，骨折、烧伤、脓毒血症、失血、手术前后护理，手术室准备及管理、手术器械保护及消毒以及止血法及敷包伤口等。小儿之内、外科护理。第三年，眼科护理、妇产科护理（女护士）、泌尿系疾病护理（男护士）"。另外，护校毕业护士必须经中华护士会考并合格才能颁发毕业证书。

除以上总会的要求外，当时苏州护士学校的基本条件还须满足：① 必有专心服务的护士长组织护士学校及医院负责培训和制定各种规章制度等；② 必有专心服务护士、护士长负责病室护理，并指导护士实习；③ 专心服务护士有充任护士之资格。这三条缺一不可。

1918 年 9 月，苏州妇孺医院派遣医护人员远赴符拉迪沃斯托克（海参崴），参加万国红十字会组织的国际救护队工作，其中 1 位护士长带领 6 个护士，她们的工作受到当地群众的高度赞扬。这是我国护士较早参加的国际救护工作。可见当时苏州地区的护士已经活跃在国际的舞台。

1920 年，江苏公立医学专门学校（苏州第一所公立医学校）竣工，附设助产、护士养成所。1931 年，博习医院于十梓街为护校兴建校舍，正式定名博习医院护士女校。1935 年 7 月，南京国民政府教育部函令全国护士学校一律向教育部办理立案手续，并限期于 1936 年 6 月 1 日前完成。同时，将护校规章、课程标准、教材大纲以及护校立案须知等小册子分发各校以便执行。随后教育部派专员视察苏浙沪护士学校。苏州方面视察的护校有：苏州博习医院护士学校、更生医院护士学校、福音医院护士学校、妇孺医院助手训练班。视察的结果显示护士教育不甚理想。

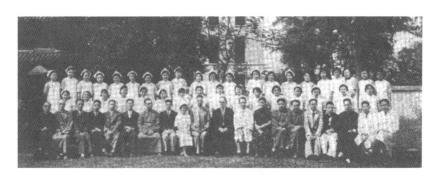

博习医院医护人员合影

在调查的基础上，当时的国民政府在翌年正式开始执行护士登记工作，颁布了护士注册章程，要求毕业护士一律向当时的卫生署领取护士执照，并公布毕业护士向卫生署领取护士执照的规则，并在中华护士报刊登《护士暂行条例》。于是，苏州博习高级护士职业学校 1936 年 5 月向当时的教育部立案注册，改名为江苏吴县私立博习高级护士职业学校。从此，苏州备案的护士学校开始接受当时政府的统一教育指导。

抗战时期，博习护校一度随博习医院迁离苏州。1938 年 11 月，返苏后在天赐庄 36 号续办。1944 年，校舍被日本侵略军强占而停办。1946 年秋复校，由协和毕业的王懿任校长。

从抗战胜利后私立苏州博习高级护士职业学校的招生广告中（1948 年 6 月 26 日），我们可以看到，报考者须具有初中以上学历，考试科目是国文、英文、算学、常识、口试。

1951 年人民政府接办，性质为苏南苏州护士学校，性质为公立学校，同时，苏州私立新民卫生学校护士专业师生百余人并入该校。1952年1月1日起，该校与博习医院脱离隶属关系。博习护校从创办到1952年为止，共培养护士205人，服务于京津沪宁一带，颇得服务机关好评。在博习护校担任校长的中国人先后有林斯馨、朱志豪、王懿、潘瑾。

　　1952年10月，该校又更名为江苏省苏州护士学校，1956年7月迁址书院巷20号，1983年定名为苏州卫生学校，即今天的苏州卫生职业技术学院，天赐庄校舍归博习医院使用。如此，博习医院的护理教育就一分为二，齐头并进发展。1954年10月，博习医院改名为苏州市第一人民医院。1957年8月成为苏州医学院附属医院。随着医院床位增加，护理人员短缺，医院在1958年9月又开办护校一所，校名为苏州医学院附属医院护士学校，1959年更名为苏州医学院附属第一医院护士学校，此即苏州大学苏州医学院护理学院的前身，第一届招生49人。故而，我们可以发现今日的苏州大学苏州医学院护理学院与苏州卫校都是博习护理教育的延续，都承继了博习护理教育的文化内涵。

王方星